Stay's

町田志樹

[了德寺大学 健康科学部 / 医学教育センター]

99%が理解できた

解剖学オンライン講義

ステイズ・アナトミー

Anatomy

神経・循環器編

はじめに

令和2年1月より明らかとなった新型コロナウイルス感染症（COVID-19）の感染拡大により，我々の生活様式は大きく一変しました．同時に緊急事態宣言に伴う外出自粛，過剰に飛び交う情報とインフォデミックなどにより，多くの方々がこれまで受けたことがないストレスを感じたかもしれません．

4月に発令された緊急事態宣言によって，教育現場も急激な変化を余儀なくされました．登校の制限や遠隔授業が一斉に開始され，学生のみなさんも新年度に対する大きな不安を抱いていたのではないかと推測します．普段，理学療法士養成校で教鞭を取っている私の元にも，多くの学生達から学習への不安やモチベーションの揺らぎに関する悩みの声が届きました．それはSNSを通じて他校の学生達からも寄せられるようになり，徐々に教育者として何か出来ることはないかと考えるようになっていきました．

この状況に対し，私の専門性を活かして出来る支援は何か．

考え抜いた結果，外出自粛を遵守する学生達のために無料オンライン解剖学講義「Stay's Anatomy」を立ち上げようという結論に至ったのです．

Stay's Anatomy とは

　Stay's Anatomy は最初は僅か数名の学力サポートのつもりで立ち上げた無料オンライン講義でした.

・開講は毎週日曜日の10時30分から90分
・LINE のオープンチャットを活用
・YouTube のライブ配信を使用

　扱うテーマは参加者の声を確認しながら決め，神経，脳画像，消化器，循環器，呼吸器，上肢，下肢，脊柱，心電図. そのいくつかは複数回行うことで計10回となりました. 特筆すべきは，回を増すごとにその参加者数は100名，1,000名，3,000名と増えたことです. そしてなんと，現在では約5,000名が登録するコンテンツへと成長し，その活動が評価されて第2回 LINE OpenChat LeaderAward を受賞することもできました. また理学療法士養成校の学生以外に医師，看護師，鍼灸師，柔道整復師，アスレチックトレーナーなど多くの職種を目指す学生達が参加し，受講後のアンケートで

99%が『理解できた』，97%が『満足』

との回答を得ることができました. さらに，学生だけでなく，現職者の方々も数多く視聴してくださいました. Stay's Anatomy がここまでの規模に成長し，多くの学生達と繋がる結果になるとは開始当初はまったく考えていないことでした.

　運営に際してオンライン講義のノウハウが無い私に対し，本当に多くの方々が力と知恵を貸してくれました. 運営を支えてくれた株式会社 gene 代表取締役の張本浩平先生，技術面でバックアップしてくれた理学・作業療法士国家試験専門オンライン塾 鰐部ゼミナールの鰐部雄心先生，広報に協力してくれたアークメディカルジャパン株式会社 代表取締役の坂元大海先生，綺麗で楽しいグラレコでStay's Anatomy を彩ってくれた豊原亮子先生，Stay's Anatomy の名付け親の森田佳祐先生，いつも運営スタッフとして支援してくれている田中めぐみ先生には心から御礼を伝えたいと思います. ありがとうございました.

そしてそれがいま，本になりました．学生支援の一環として始めたStay's Anatomyが書籍となることに一番驚いているのは，間違いなく私です．これを機に，リアルタイムで視聴できなかった方々にも，Stay's Anatomyの世界観に触れていただきたいと思います．講義のライブ感を活かして仕上げた一冊だからこそ，従来の書籍とは異なる学びを提供することができると確信しています．解剖学は臨床で大事だからこそ，現職者の方々にも，学び直しの解剖学として役立つ部分が大いにあります．特に，「解剖学が苦手」「基礎医学が好きになれない」「学校の講義では理解できない」という学生には是非，本書を手に取ってほしいです．本書が貴方の基礎学力，臨床能力，さらに近い将来に担当するであろうクライアントの幸せに繋がることを，私は著者・教育者として強く願っています．

正しく・楽しく・わかりやすいをモットーに

　私は普段，教壇に立つ際に「正しく・楽しく・わかりやすい講義」を展開することを心がけています．

　当然のことながら，講義はその内容が「医学的に正しいこと」が大前提です．そのうえで私は「楽しさ」と「わかりやすさ」も重要な要素だと考えています．極論，解剖学は膨大な暗記を行う学問です．だからこそ講師が淡々と教科書・スライドを読み上げるだけの講義では，「本当に解剖学を学ぶ意義」は学生に伝わりません．また，解剖学の学習を単なる暗記の作業だと捉え，苦手意識を持ってしまう学生も少なくはありません．医学の根幹とも言える解剖学に対して苦手意識を持ってしまうことは，その後の学習に大きく影響を及ぼしてしてしまいます．

　私が考える講義における「楽しさ」とは単に余談を増やし，レクリエーション等を導入するという意味ではありません．骨であれ筋であれ，構造を覚える理由がわからないままの学習は，単なる暗記作業になってしまいます．医療人を目指すうえで学ぶ意義をしっかりと伝えることが，学びの楽しさに繋がるのだと考えています．

また「わかりやすさ」については，何故か議論や見解が分かれる印象があります．現職者に対して「わかりやすい講義を心がけている」という話をすると，「学生の考える力を奪っている」「学生を甘やかしている」という批判の声を受けることがあります．はたして本当に，わかりやすい講義は学生の力を奪っているのでしょうか．書店に立ち寄った際に参考書のコーナーを見ると，高等学校までの教育過程の書籍は各学生の学力水準に応じたものがずらりと並んでいます．それに対して医学書のコーナーに目を向けると高尚な書籍は多い反面，学生の多様性に合わせた書籍はまだまだ少ない印象です．私個人の思いとして，「わかりやすい講義」が悪だとは考えていません．むしろ，あいまいな知識のままで進級し，臨床の場に立つことの方が問題だと思っています．個人的な見解ではありますが，医学の教育にも，より多様性のある学習が導入されるべきだと考えています．

　本書では，参加者から要望の多かった**神経**と**循環器**，また臨床でつまずきやすい**脳画像**と**心電図**という，注目コンテンツを集めました．まずは体験していただくのが1番でしょう．それではStay's Anatomyスタートです．

2020年9月

町田志樹

編集部注：
・オンライン講座Stay's Anatomyの内容を下敷きに，書籍化にあたり，大幅な加筆・再構成をしております．実際の講義内容と異なる点がありますこと，予めご了承ください．
・本文中のイラスト左上の頁等は公式テキスト『PT・OT ビジュアルテキスト専門基礎 解剖学』（羊土社，2018）の該当頁，図番号です．フルカラーの公式テキストをお手元に本書を読み進めることで，関連情報やより深い理解へとつながります．
・オンライン講座のインフォメーションはp.176もご参照ください．

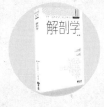

Stay's Anatomy 神経・循環器編

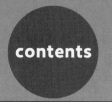

contents

第3講 循環器

第4講　心電図

第1講
神経

"誰もが苦心する神経の解剖学．正しく・楽しく・わかりやすい講義を通じて理解を深めていきましょう"

まず自己紹介を．今日初めての人もいらっしゃると思うので．名前は町田志樹と申します．現在は千葉の某大学の理学療法学科，医学教育センター兼務で勤務をしております．この Stay's Anatomy に関しては，わたし自身のボランティアとして行っておりますので，所属等は一切関係ございません．

母校は新潟リハビリテーション専門学校，現，新潟リハビリテーション大学です．在学生の人もいらっしゃるかな．学位は医学博士を取得しております．認定理学療法士の学校教育も取得しております．

あと「いまさら聞けない解剖学」という講習会の代表をしております．この講習会なのですが，全国の卒後の理学療法士，それ以外の方も参加していましたけど，特に現職者の方を対象にですね，解剖学の再学習，再構築というコンセプトで，北は北海道から南は沖縄まで開催はしてたんですが，COVID-19 との兼ね合いですね，2 月末以降は一切行っておりません．はい．

この講習会 Stay's Anatomy に関しては「いまさら聞けない解剖学」とはまた別ですね．**学生対象にして**，基本的な解剖学の再学習と言いますか，ちょっと苦手な人がいらっしゃると思うんで，そんな外出自粛してる学生さんの一助になればと思い，ボランティアとして開催している点が一番のコンセプトになっています．

公式テキストとなっておりますのが『 PT・OT ビジュアルテキスト 専門基礎解剖学』（羊土社）．こちらのほうが今日の教本になっております．『町田志樹の聴いて覚える起始停止』（三輪書店）は筋肉の起始停止の聴覚教材ですね．聞き流して覚える，新しいコンセプトの本になっています．試験シーズンに**ほんとに使える**，と思ってますので，是非ともご活用いただければと思います．

ちなみにこのStay's Anatomyの開催に際して，本当に多くの方々が知恵や力を貸してくれています．そういった方々のおかげで，学生のみなさんに無料で講義を届けることができているんですよね．是非，そういった点をご理解していただいたうえで，講義を聞いてもらえるとありがたいな，というところです．

脳神経は末梢神経

今日は神経の講義を展開する予定なんですが，神経はどうでしょう，みなさんどうしても苦手な人が多いですよね．神経が苦手だから来てるっていう人も多いのではないかな．と個人的には思う次第です．

わたしは解剖学書も執筆していますが，わたしからしてもやっぱり神経って覚えにくいなと思うんですよね．循環器や呼吸器などと比べ，機能と構造がイメージしにくいという学生さんたちの気持ちもよくわかります．ですが，やはり神経にだって覚えるためのポイントがあるんですよね．今日は神経の覚え方や国家試験のポイントなどを，どんどん解説していきます．なのでそれをテキストに書き込んだり，ルーズリーフにメモしたりしてほしいんです．ということで早速，神経の講義を始めましょう．

まず神経は，**中枢神経と末梢神経**に区別されます．

（公式テキスト「解剖学」の）p316，10章ー図5 A を見よ

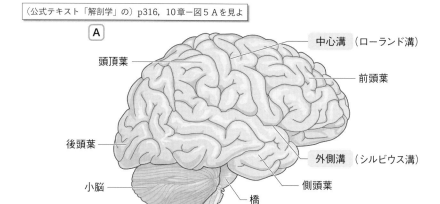

中枢神経と末梢神経のうち，なにが中枢神経かというと，脳と脊髄が中枢神経に該当するわけです．この脳という構造物，非常に複雑でして，大脳（終脳）に小脳，間脳，脳幹などによって構成されています．脳幹の下は脊髄へと続いていくわけです．この脳と脊髄から末梢へと向かっていく神経が**末梢神経**と呼ばれるわけです．ここでちょっと問題なんだけど，○か×で答えてくださいね．

「脳神経は中枢神経である．○か×か」

さぁ○でしょうか，×でしょうか．はい．答えは×で「脳神経は末梢神経」です．これ，間違えて覚えてる人すごく多いです．わたしはこれまでいろんな場所で講義をしてきましたが，本当に逆に覚えている人が多いですね．国家試験目前でも間違えてる人がいるくらいですから．もう一度，言いますよ？

脳神経ってのは末梢神経です．中枢神経じゃないんです．

これね，みなさんメモして．脳神経は末梢神経．ぜひ覚えてください．けっこう，間違いやすいところです．あと，脳神経の表を出しましょうか．

p341，10章一表1を見よ

		起始	作用	体性運動性	感覚性		副交感神経
					体性感覚性	特殊感覚性	
I	嗅神経	嗅上皮	嗅覚を伝える			○	
II	視神経	眼球後面	視覚を伝える			○	
III	動眼神経	中脳	上直筋・下直筋・内側直筋・下斜筋・上眼瞼挙筋，毛様体・虹彩に分布	○			○
IV	滑車神経		上斜筋に分布	○			
V	三叉神経		顔面の体性感覚，咀嚼筋，舌の前2/3の感覚を支配	○	○		
VI	外転神経	橋	外側直筋を支配	○			
VII	顔面神経		顔面の表情筋，舌の前2/3の味覚，顎下腺・舌下腺・涙腺を支配	○	○		○
VIII	内耳神経		聴覚，平衡覚を伝える			○	
IX	舌咽神経		舌の後1/3の感覚と味覚，咽頭の運動と感覚，耳下腺を支配	○	○		○
X	迷走神経	延髄	咽頭・喉頭の運動と感覚，胸腹部内臓を支配	○	○		○
XI	副神経		僧帽筋と胸鎖乳突筋を支配	○			
XII	舌下神経		舌筋を支配	○			

脳神経の表を出しました．この脳神経はですね，全部で**12対**あります．先にいますけど12対は**全部**覚えてください．約束はできませんけど，今年のPT・OTの国家試験に脳神経の問題が出ないっていうことは，まずあり得ないでしょう．だいたいね，毎年2問から3問は出ます．年によっては，4問くらい出てもおかしくない．いろんな出し方があるから．さっき言った通り，「脳神経は中枢神経である，○か×か」なんて設問は3年に2回くらい出てますね．本当によく出てるんですよ．だから絶対間違えないでねってことです．

1番から12番の順番の意味

脳神経はいろんな覚え方があったんじゃないかなと思います．「かいでみるうごくくるまの」とかね．いろんな語呂合わせあるでしょ．どんな語呂でも覚えていればいいと思うんです．脳神経は1番から12番まで順番がありますよね．その順番って**何なんでしょうか**っていう話なんですよ．何なんでしょうか．

そもそも脳神経ってのは，まず，名前があんま良くないですね．脳神経ってのは，いかにも中枢神経っぽいでしょう．そう思わない？名前が．**でも違います**．末梢神経でしたよね．

話は少し変わりますが，今日も全国各地から講義に参加していただいているみたいですね．ちなみに新潟から参加してる人，いる？わたし新潟出身なんだけど．いたいた．いま，リアクションしてくれた方々には**新潟から参加している**という共通項があるわけですよね．名前もみんな違うけど，共通項によってグループができたわけです．12対の脳神経って，みんな作用はバラバラです．でも何か**共通項**があるから，脳神経というグループになってるわけですよね．

脳神経はどんな機能を持っていますか？例えば，嗅神経（きゅうしんけい）は匂いを嗅ぐ神経ですよね．視神経（ししんけい）はもちろん，視覚を伝える役割を持っています．

迷走神経（めいそうしんけい）は主に胸腹部臓器に分布しているし，副神経（ふくしんけい）なんて僧帽筋と胸鎖乳突筋を支配しています．

外転神経（がいてんしんけい）が支配するのは外側直筋．大腿四頭筋の外側広筋と間違わないでね．外側直筋は眼球の筋ですよ．

ということは脳神経は1から12番まで，みんな機能はバラバラだってことなんですよ．

いい？脳神経の働き方は，みんなバラバラ．体性運動性に体性感覚性と特殊感覚性，あと副交感神経が加わるものもある．12対ともこんなに機能が違うのに，**脳神経**と呼ばれているのは，何か共通項があるからなんですよね．では，その共通項とは何なんでしょうか．

共通項が何かというと，いいですか．頭蓋骨を突き抜けて末梢に向かってい

く神経だってことが，12対の共通項なんです．頭蓋骨の小さい孔から出て，末梢に向かっていく神経が脳神経．わかったかな？

脳神経と末梢神経の話，もうちょっとさせてください．以前，ある学校の図書館の前に七夕の時期に笹が飾ってあってね，学生の願い事が書いてある短冊を見たら「脳神経が良くなりますように」って書いてあったんですよ．意味わかりますか？ 脳神経が良くなるって，めちゃくちゃ胸鎖乳突筋が太くなるとか，すごく眼球が動くとか，よだれが止まらないとか，そういう意味ですよね．脳神経が良くなっても，残念ながら頭は良くならないんですよ．もうね，涙出そうになっちゃいました．ちなみに涙腺も顔面神経が支配しています．ということでいいですか．もう1回言いますが，脳神経は中枢神経ではありません．

次に脳神経の番号についてです．1番から12番という数字は，何が基準になっているのでしょうか．五十音順じゃないですよね．これ，脳神経の神経核の起こる高さの順番なんです．1番が一番高くて，12番が一番低い．この高さについては，脳幹のところでまた説明しますね[1].

＊1 p.34参照

それでですね，いよいよ脳の話をしていきますけど，まずは**大脳**，大脳は終脳とも呼ばれています．そして後方に**小脳**があります．

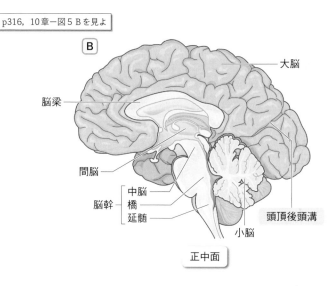

p316，10章一図5Bを見よ

B

大脳

脳梁

間脳

脳幹 ─ 中脳
      橋
      延髄

頭頂後頭溝

小脳

正中面

小脳の前方には脳幹や間脳があります．脳幹や間脳って言われると，ちょっとよくわからなくなってくるよね．実は，わからなくなる理由もちゃんとあるんです．これもまた後で説明しますね．まずは先に脊髄の話をしちゃいます．

脊髄には頸膨大と腰膨大

まず問題ですが，脊髄から起こる頸神経は何本でしょうか．

p333，10章ー図22を見よ

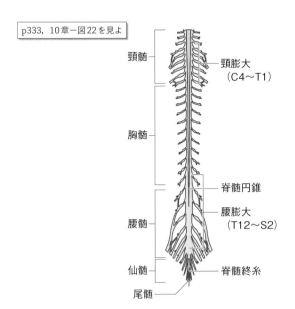

頸髄

頸膨大
（C4〜T1）

胸髄

脊髄円錐

腰膨大
（T12〜S2）

腰髄

仙髄

脊髄終糸

尾髄

7本じゃないよ．そこは大丈夫かな．もちろん8本が正解です．頸椎は7つ
ね．**頸椎**は骨で，**頸髄**は神経ですからね．当たり前のようだけど，意外に間
違えて覚えてる人も多いので気をつけてね．

次はお魚から，脊髄の成り立ちを考えてみましょう．魚の脊柱って，どこに
ありますか．夕飯で魚を食べたときのことを思い出してみてね．魚の脊柱は
体幹のど真ん中にありますよね．魚には腹側に胸びれと腹びれが付いていま
す．この胸びれが発達して上肢，腹びれが発達して下肢になっていくわけで
す．いい？　じゃあ次は，胸びれと上肢について考えてみましょう．

みなさん，**上肢**というものはどこから起こっていると思いますか？　例えばわ
たしの上肢を見ると，体幹の側面から生え出ているように見えますよね．で

すが，上肢というものは本質的には首の延長線上の部分なんです．魚の胸び
れって首の根元にありますでしょ．

だから神経だってC5・6・7・8・T1から構成される，**腕神経叢**<ruby>わんしんけいそう</ruby>が分布して
いるわけです．上肢の位置だけみればT5・6・7あたりがいってもよさそう
な気もしますけど，首から起こった神経がいっているわけです．

上肢は首の延長線上の構造物．だから腕神経叢ってけっこう，高い髄節から
出ているわけです．その一方でお腹側にある腹びれから，下肢は起こってき
ます．ちなみに魚の脊髄っていうのは，上肢も下肢もないからまっすぐ一直
線です．なんだけどヒトの場合は首の領域から上肢が起こり，お腹の領域か
ら下肢が起こってくるわけ．だからこの領域は神経の枝が多く出るから，脊
髄が太くなるんです．それがこれなんですよ．**頸膨大**<ruby>けいぼうだい</ruby>と**腰膨大**<ruby>ようぼうだい</ruby>.

「脊髄には頸膨大と腰膨大がある．○か×か．」

こういう問題見たことあるでしょ？ こういう設問がよく出るんですが，よう
は魚の状態から考える．脊髄は上から下まで均一な太さではなく，上肢と下
肢が起こる高さでは神経が末梢にいっぱい向かうから太くなるんですよ，とっ
ても．だから胸膨大っていうものは存在しません．お腹から上肢か下肢は，
みんな生えてないでしょ．ですよね．だから脊髄には，頸膨大と腰膨大って
ものが存在します．もちろんさっきの問題は○です．

次は**脊髄円錐**<ruby>せきずいえんすい</ruby>です．脊髄円錐というのは脊髄の下端部．一番下の部分です．
ここの高さは国家試験にもよく出題されるんですが，第1〜2腰椎の高さで
す．ここで気をつけてもらいたい点なんですが，第1〜2腰椎の高さって，
よく考えたらけっこう高い位置なんですよね．だから脊髄って，みんなが思っ
ているよりも短いんですよ．例えば，ちょっとわたし立ちますけど，わたし
が立ったらこの辺り．

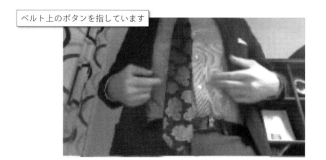

ベルト上のボタンを指しています

ベルトちょっと上くらいの高さで終わっちゃう．脊髄ってもっと下までいきそうな気がしません？ そんなこともない？ 脊髄って本当はけっこう高い位置で終わるんですよ．

みなさんこれまで，神経の種類をいっぱい覚えましたね，神経ね．大腿神経L2～4とかね．閉鎖神経もL2～4だったね．大腿神経や閉鎖神経は，脊髄円錐よりも髄節が低い神経ですよね．じゃあ，脊髄円錐よりも下位の神経はどうなっているのかというと，細い神経が束になって下りていくわけです．それがね，馬の尻尾みたいに見えるから，**馬尾神経**（ば び しんけい）という名称が付いています．脊髄円錐より下位は，馬尾神経が末梢へ向かっていくんです．よろしいですか．はい．

ここまでの脊髄の全景，復習しましょう．まず頸膨大と腰膨大．理由はわかりましたよね．あと最下端部の脊髄円錐．思ったより脊髄，高い位置で止まっちゃうよということです．ここまで整理ができたら，次に入りますね．

灰白質と白質

大脳は外側の皮質と深層の神経核が**灰白質**（かいはくしつ），内側の髄質は**白質**（はくしつ）によって構成されています．それが**脊髄になると逆転**して，外側が白質で内側が灰白質．では灰白質，白質とはそもそも何なんでしょうか．

あ，その前に読み方の話をしておきましょう．灰白質，読み方は「かいはくしつ」ですからね．たまに「はいはくしつ」って言う人がいますけど，間違いなので気をつけてくださいね．国家試験は読み方までは出ないけど，間違えると医療人として恥ずかしいですよ．

では，灰白質・白質とは何なのかという本題に入りますね．教科書的には<u>灰白質は細胞体の集まりで，白質は神経線維の集まり</u>と記載されることが多いです．みなさんもそう覚えましたよね？では細胞体，神経線維って何だったでしょうか．そのときに見てもらいたいのが，この図なんですよね．

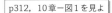
p312，10章ー図1を見よ

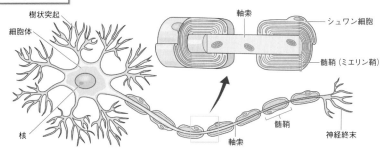

この図は**神経細胞**，つまり**ニューロン**の図です．ニューロンのカタチ，改めてよく見てみましょう．まず一端に**細胞体**があって，そこからぎゅぅぅっと細くなって**軸索**という部位になります．軸索の一番末端は神経終末となって，次のニューロンの細胞体から出る**樹 状 突 起**とつながっています．この神経終末と樹状突起の間，つまりニューロンとニューロンの間をつないでいるところを**シナプス**といいます．

「単シナプス反射はどれか」

なんてよく国家試験で出題されますが，単シナプス反射とは**シナプスが1個だけの反射**という意味なんです．ちなみに伸張反射のことですね．逆に言え

ば他の反射はすべて，シナプスが2個以上あるんです．この反射を多シナプス反射といいます．ちなみに過去には**ダイシナプティック反射**という名称で国家試験にも出題されていますね．

ここで話を灰白質と白質に戻しましょう．灰白質はさっき言った通り，細胞体の集まりですね．では白質は？ 神経線維の集まりなんですが，この神経線維は**軸索**を意味しています．だから，**白質は軸索が集まった部分**というわけなんです．これ，ちゃんとわかると知識の整理につながるんですよ．なんでかっていうと，この図を見てもらいたいんです．これ，わたしの書籍[*1]にも載せたんですけど，こんな図，なかなか見たことないでしょ．

p314，10章－図4を見よ

神経細胞の細胞体　　　　　　軸索（神経線維）　　　　シナプス

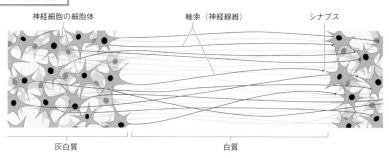

灰白質　　　　　　　　　　　白質

この図を見てもらうとわかると思うんですが，灰白質と白質は多数のニューロンによって構成されています．灰白質には細胞体が，白質には軸索がそれぞれ集まっているんです．だから，灰白質は情報を受け取ったり統合するような役割をもっているわけです．白質は軸索なんだから，情報を伝達する役割をもっています．わかりましたか？ もう1回言いますね．

灰白質は情報を受け取ったり統合する部分，白質は情報をやり取りする部分．それを踏まえて，脊髄の水平断の図を見てみましょう．

＊1　PTOTビジュアルテキスト専門基礎 解剖学（羊土社，2018）

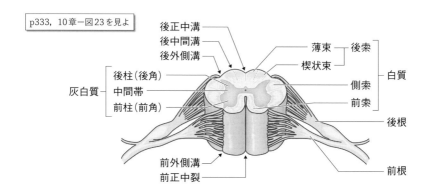

p333，10章ー図23を見よ

後正中溝
後中間溝
後外側溝
薄束 ー 後索
楔状束
後柱（後角）
灰白質 ー 中間帯
前柱（前角）
側索 ー 白質
前索
後根
前外側溝
前正中裂
前根

ほら，脊髄は真ん中が灰白質で外側が白質でしょ．みなさんもこういう上行路・下行路の図を見たことがあると思うけど，だから外側の白質の領域を上行路・下行路が上下に走行しているわけです．ね，こんな図を見たことがあるでしょ．だからわたしの本にもこの図を入れたんですよ．

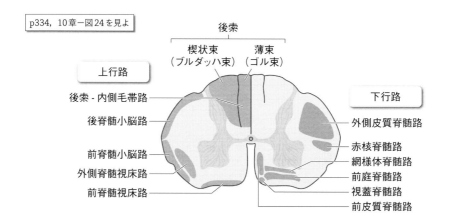

p334，10章ー図24を見よ

後索

楔状束
（ブルダッハ束）
薄束
（ゴル束）

上行路

後索-内側毛帯路
後脊髄小脳路
前脊髄小脳路
外側脊髄視床路
前脊髄視床路

下行路

外側皮質脊髄路
赤核脊髄路
網様体脊髄路
前庭脊髄路
視蓋脊髄路
前皮質脊髄路

見たことあるでしょ．あるよね．

灰白質は情報の統合の場，白質は情報の伝達の場という前提で，大脳について考えてみましょう．大脳は外側の皮質と深層の神経核が灰白質，内側の髄質が白質によって構成されています．だから，**大脳皮質**（だいのうひしつ）は高次脳的な機能を持っているし，大脳基底核は大脳皮質と小脳を連絡したり，運動の調整を行

う役割をもっているわけです.

p317, 10章ー図6を見よ

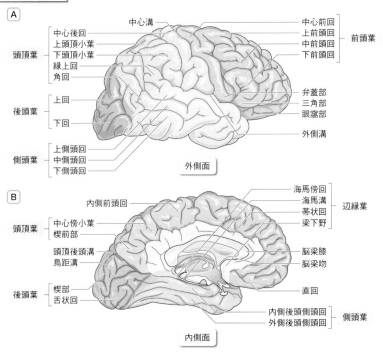

A

中心溝
中心前回
中心後回　　　　　　　　　　　　　　　　上前頭回
上頭頂小葉　　　　　　　　　　　　　　　中前頭回　　前頭葉
頭頂葉　下頭頂小葉　　　　　　　　　　　　下前頭回
　　　　縁上回
　　　　角回
　　　　　　　　　　　　　　　　　　　　弁蓋部
後頭葉　上回　　　　　　　　　　　　　　三角部
　　　　下回　　　　　　　　　　　　　　眼窩部

　　　　　　　　　　　　　　　　　　　　外側溝
　　　　上側頭回
側頭葉　中側頭回
　　　　下側頭回　　　　　　外側面

B

　　　　　　　　　　　　　　　　　　　　海馬傍回
　　　　　　　　内側前頭回　　　　　　　海馬溝
　　　　　　　　　　　　　　　　　　　　帯状回　　辺縁葉
頭頂葉　中心傍小葉　　　　　　　　　　　梁下野
　　　　楔前部
　　　　頭頂後頭溝　　　　　　　　　　　脳梁膝
　　　　鳥距溝　　　　　　　　　　　　　脳梁吻

後頭葉　楔部　　　　　　　　　　　　　　直回
　　　　舌状回
　　　　　　　　　　　　　　　内側後頭側頭回
　　　　　　　　　　　　　　　外側後頭側頭回　　側頭葉

　　　　　　　　　　　　　内側面

みなさん，**機能局在**って聞いたことありますよね．大脳皮質の大部分は，新
皮質と呼ばれています．新皮質の各領域が異なる機能を有していることを，
機能局在というわけです．つまり大脳の外側，皮質の領域が多くの機能を持っ
てますよってことなんです．中の髄質は白質なので，情報の伝達を主に行っ
ています．みんながよく勉強した錐体路も当然，髄質に存在しているんです.
また髄質には連合線維，交連線維，投射線維の3種類があります．大脳半球
の前後を結ぶのが連合線維，左右の大脳半球を結ぶのが交連線維，大脳皮質
とその下位の領域，つまり上下を結ぶのが投射線維と覚えてください.

次は，大脳の深層にある**神経核**についてです．神経核とは，視床や大脳基底

核などのことです．ということは視床や大脳基底核は灰白質，つまりニューロンの細胞体のかたまりだってことですよね．だから神経核は主に，情報の統合や中継などの役割を担っているわけです．ここまでの話はOK？ メモは大丈夫かな？ じゃあ，次にいきますね．

葉，回，野というコトバのルール

みなさん，この大脳皮質は灰白質の集まりです．だから高次脳的な機能を持っているんですけど，みなさんはここを覚えるのがすごい苦手なはずです．実際，臨床現場に出ても苦手な方すごくいっぱいいるんですよ．わたしは，臨床家に対して，もう1万名以上にこうした講習会や，解剖の講義をしているんですけど，現場に出ても苦手な方は本当に多いんですね．例えばね，

「前頭葉の中心前回は一次運動野である」

と言われて，ちゃんと構造とその役割を説明できますか？「もう，何言ってるのかわかんない」と思っている人もいるんじゃないのかな．ちょっと今の名称を，分解して考えてみましょう．前頭葉の**葉**は葉っぱの葉ですよね．中心後回の**回**は回るという字．一次運動野の**野**は野原の野ですけど，この**葉・回・野**，これにはちゃんと名前のルールが存在しているんです．そのルールがわかると，大脳の構造が明確にわかってくるんですよ．では図を見ながら，そのルールの説明をしますね．

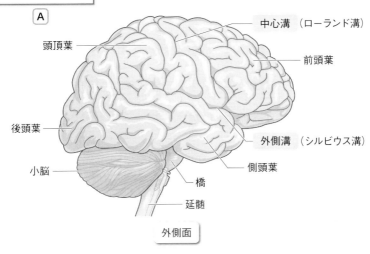

p316，10章-図5Aを再び見よ

A

頭頂葉

中心溝（ローランド溝）

前頭葉

後頭葉

外側溝（シルビウス溝）

小脳

側頭葉

橋

延髄

外側面

大脳の構造を勉強する前に少し，解剖学の勉強のポイントを説明したいと思います．じゃあこの図の構造を，いきなり全部覚えようとしても効率が良くないんですよね．わたしは解剖学の勉強って，地図を覚える作業に似ていると思うんです．地図を覚えるのであれば，いきなり小さい街から覚えることはないですよね．まずは都道府県を覚えて，そこから市，そして細かい街を覚える．きっとこの順番になると思うんですよ．だから大脳だって，まずは都道府県に相当する大きな区分から覚えていくわけです．ちょっとここでハンカチを使って，大脳の名称のお約束事を説明しますね．

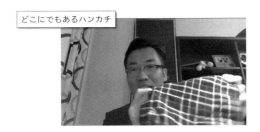

どこにでもあるハンカチ

さぁ，ここでハンカチを用意しました．なんかハトとか出てきそうな雰囲気

はありますけど手品ではありませんよ．このハンカチ，クシャクシャクシャって丸めると，すごく小さくなりますよね．大脳皮質はその表面積を確保するために，シワシワになっているんですよ．シワシワに．

くしゃくしゃ

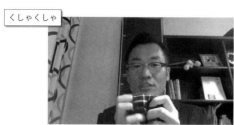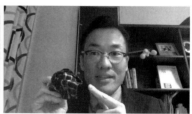

こういう構造，他にもありますよね．小腸とかもそうですよね．小腸も凹凸があることによって，表面積を確保しているわけです．そういった構造，実は人体には多いんです．ちょっとこのハンカチを見て欲しいんだけど，折りたたむと溝ができますよね．そうしたら，別の場所にもう1つ溝を作ります．そうすると，わかるかな．溝と溝の間がモコモコッと膨らむわけですよ．ということでこうすると，ハンカチに2つの溝と1つの盛り上がりができました．

膨らむところを

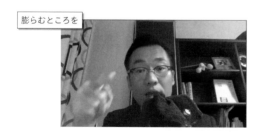

この溝のことを，大脳では溝（こう）っていいます．また，溝と溝の間の盛り上がった領域を回（かい）っていうんですよ．ということで回と溝，わかりましたか．だから中心前回というのは中心溝の前方にある回，中心溝の前の盛り上がった部分を示しているんですよ．

地図を覚える

先ほどの話に戻しますが，いいですか．大脳の構造をいきなり全部覚えるのは，現実的ではありません．ということでまず，主要な構造に分けて順番に覚えていきましょう．東京都だったら，23区に分ける．そういったイメージです．では大脳をいくつに区分するかというと，まず4つに分けて覚えましょう．大脳を4つに分けるのは先ほど説明した溝なんだけど，**特別に大きな溝**が3つ存在しています．それが何かというと，まずここ．

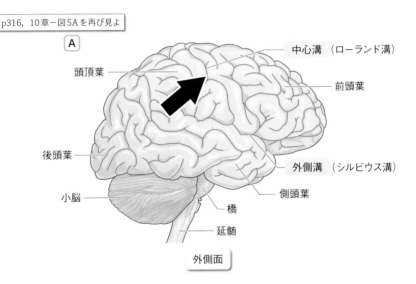

p316，10章-図5Aを再び見よ

A

中心溝（ローランド溝）

頭頂葉

前頭葉

後頭葉

外側溝（シルビウス溝）

小脳

側頭葉

橋

延髄

外側面

ここに**中心溝**という大きな溝があります．別名は**ローランド溝**と呼ばれています．このローランド溝を境界として前方が**前頭葉**，後方が**頭頂葉**っていうんですよ．

これも解剖学の名称のお約束事なんですが，臓器などをいくつかの領域に分けるときに葉っぱの葉，**葉**という字を使うんですよ．肺もそうでしょ？右肺は上葉・中葉・下葉みたいな．ちなみに左肺は上葉・下葉だけでしたよね．ね，肝臓も左葉に右葉，方形葉に尾状葉なんてのもありましたよね．大きな

エリアに分けるときには，葉という字を使うことを覚えましょう．

では話を戻しましょう．次に覚える大きな溝が**外側溝**．別名は**シルビウス溝**
です．シルビウス溝を境界として下方にあるのが**側頭葉**，上方にあるのが先
ほども出てきた**前頭葉**です．なかなかこのローランドとか，シルビウスって
名称を覚えるのは大変ですよね．これね，昔の偉い方々は研究した構造物に
自分の名前を付けていたんです．だからこれ，人物名なんですよ．ローラン
ドさんやシルビウスさんが，この名称を付けたんです．人物名が由来の構造
物って，覚えるのが少し大変ですよね．中心溝がローランド溝で外側溝がシ
ルビウス溝．頑張って覚えましょうね．そして最後の大きな溝，これがなか
なかわかりにくい．

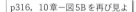

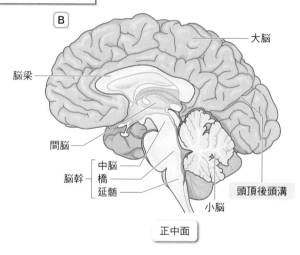

正中面

ここ，**頭頂後頭溝**です．これは左右の大脳半球をパカっと分けて，内側から
見たときの溝です．だから，外側からは見えない溝です．割って内側から見
たときにあるのが，頭頂後頭溝．この溝が**頭頂葉**と**後頭葉**を分けています．

もう一回言いますね．中心溝（ローランド溝）が前頭葉と頭頂葉，外側溝（シ

ルビウス溝）が前頭葉と側頭葉，頭頂後頭溝が頭頂葉と後頭葉に区分しているわけです．これでまず，東京都23区みたいに大きな区分ができたわけです．

あと追加でもう1つ．左右の大脳半球を分けているものがあります．これは「大脳の縦の裂」と書いて，**大脳 縦 裂**といいます．大脳縦裂によって，大脳は左右に分けられていることも併せて覚えておきましょう．

ということでちょっと復習しましょうか．大脳は主要な3つの溝によって，4つの葉に区分されていました．これは必ず，覚えてください．意外に国家試験の出題率は低いけど，それはあくまで試験として出にくいだけ．臨床は別ですよ．さぁ，それを踏まえて以下の色分けした図を見てみましょう．

p317，10章-図6を再び見よ

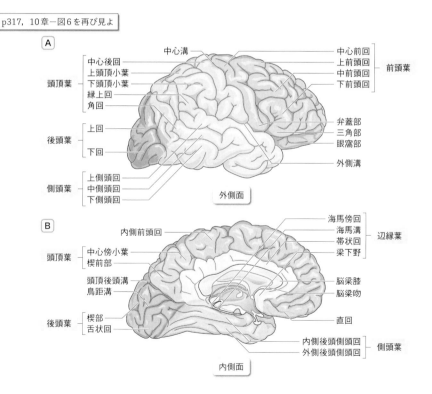

A

中心溝

頭頂葉
中心後回
上頭頂小葉
下頭頂小葉
縁上回
角回

後頭葉
上回
下回

側頭葉
上側頭回
中側頭回
下側頭回

中心前回
上前頭回
中前頭回
下前頭回
} 前頭葉

弁蓋部
三角部
眼窩部

外側溝

外側面

B

内側前頭回

頭頂葉
中心傍小葉
楔前部

頭頂後頭溝
鳥距溝

後頭葉
楔部
舌状回

海馬傍回
海馬溝
帯状回
梁下野
} 辺縁葉

脳梁膝
脳梁吻

直回

内側後頭側頭回
外側後頭側頭回
} 側頭葉

内側面

中心溝の前方が**前頭葉**でしたよね．中心溝の後方が**頭頂葉**．外側溝の下方にある**側頭葉**も確認してください．頭頂葉と後頭葉は表面から見て色分けされていますが，内側から見ないとわからない頭頂後頭溝も忘れないでね．

全体像，わかりましたか？ こういったカタチになるわけです．先ほど言った通り，前頭葉のうち，中心溝の前方にあるモコッと盛り上がった領域を**中心前回**というんです．いい？ 同様に中心溝の後方にあるモコッと盛り上がった領域，頭頂葉の一部を**中心後回**といいます．

中心前回が一次運動野で，中心後回が一次体性感覚野．これは国家試験的にも臨床的にも，めちゃくちゃ大事．医療職を目指すのであれば，常識も常識だと思います．ではいよいよ，**野**がどういう意味を持つのか説明したいと思います．

野原の野，一次運動野の野が何かというと，機能に対する名前なんです．一次運動野に一次体性感覚野，視覚野，嗅覚野などがありますが，野は葉・回がどういった機能を持っているのかを示す名称です．葉・回・野，この名前の区分がわかりましたか？ これ，絶対に覚えてください．これね，本当に知らない人がいっぱいいるんですよ．これがわかるだけで大脳の構造や機能がわかりやすくなると言った理由，理解してもらえましたか？

口を動かそう〜中脳，橋，延髄

次に話をしたいのは，**間脳**と**脳幹**です．

間脳と脳幹．間脳というのは「間の脳」と書いて間脳，脳幹は「脳の幹」ですね．たぶん，みなさんの中で脳幹は説明できるけど，間脳は説明できないという方がたくさんいるはずです．これ，もし学生で間脳をちゃんと説明できたら，本当にたいしたもんですよ．というのは実は理由があるんです．いいですか．間脳の記載は書籍によって違うんです．これ，本によっては間脳

は脳幹の一部だと記載するものもあれば，両者をちゃんと分けて記載する場合もあるんです．なので「どちらで覚えればいいの？」と思うかもしれませんが，わたし個人としては分けて覚えたほうがいいと考えています．間脳と脳幹は別のほうがいい．

機能も役割も別だから．臨床的にも国家試験的にも，分けたほうがスッキリと知識が整理されるはずです．ではまず，脳幹から勉強していきましょう．

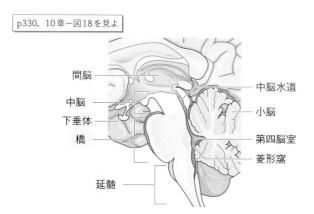

p330，10章ー図18を見よ

- 間脳
- 中脳
- 下垂体
- 橋
- 延髄
- 中脳水道
- 小脳
- 第四脳室
- 菱形窩

脳幹は**中脳・橋・延髄**から構成されています．上から順番に中脳・橋・延髄．一番上の中脳の下方は，大きく膨らんで橋になります．さらに下にいくと細くなって延髄．中脳・橋・延髄．英語の授業じゃないんだけどさ，わたしが言ったらその後で復唱してね．

中脳・橋・延髄！はいっ！

もう1回，中脳・橋・延髄！はいっ！

最後1回，中脳・橋・延髄！！はいっ！！

はい，ありがとう．いい？本当にこういうのは口に出して覚えたほうが，絶

対にいい. 実は, 脳幹が上から中脳・橋・延髄という順番に並んでいること
をわかるだけで解ける国家試験問題, すごくいっぱいあるんです. 本当, 嘘
じゃないよ. 中脳・橋・延髄の順番がわかるだけで, 脳画像の理解度もグッ
と上がります. 脳神経の起始核に関する問題も, 容易に解けるようになりま
す. この順番に対してわたしはあまり良い語呂は思いつきませんが, とにか
く呪文のように口に出して暗記してください. みなさんのもの凄いアドバン
テージになりますよ. 先ほども, ちゃんと口を動かしてくれた人は本当に素
晴らしい. ちょっと恥かしくて口を動かさなかったなぁという人は, あとで
ちゃんと動かしてみてね.

とにかくね, こういうことを素直にできるって資質だと思うんですよ. これ
は本当に大事なこと. わたしはいまだに, こういう場面があったら素直にや
るようにしています. なので, 先ほどやらなかった人は, 本当に後でやって
みてくださいね. はい, ということで脳幹の次は, みんなが苦手な間脳の話
をしますよ.

ネコの手とネコの手, あわせると

まず, 間脳とはどこにあるのでしょうか. 脳幹の上にあるのが, 間脳なんで
すよ. じゃあみなさん, ネコの手を作ってみてください. こう, ネコの手ね.

ネコの手

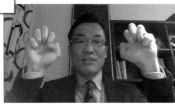
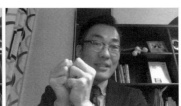

ネコの手は真ん中が凹んでますよね. それをこう, 両手を合わせる. そうそ
うそう. この形が, 間脳に非常に近いんです. 間脳はネコの手とネコの手を
合わせたカタチ. それが先ほどの脳幹の中脳の上に, これが乗っかっている

んです．じゃあ，みなさんがやってくれたネコの手，これが何かを説明しま
しょうね．

ネコの手が何を示してるのかというと，**視床**です．「視る床」と書いて視床
ね．ネコの手を合わせると，その真ん中に空間ができますよね．その空間が
第三脳室に相当します．ということは，視床と視床が合わさって，その間に
できた空間が第三脳室．これに加えて視床上部・視床下部という領域もあり
ますが，これが間脳の全体像です．わかったかな．改めて間脳と脳幹の図を
見てみましょう．

p328，10章－図17を見よ

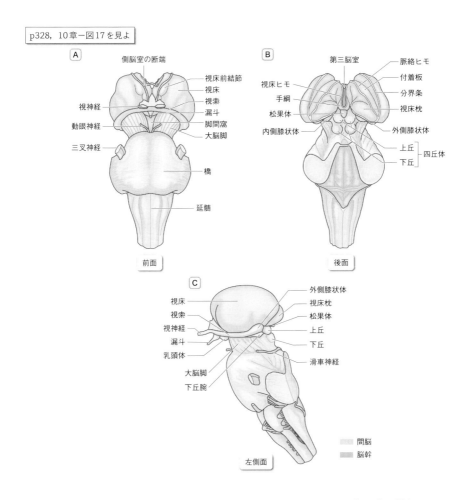

第1講　神経　　33

中脳に乗っかっているのが間脳ですね．前面と後面の図を見ると，左右の視床が合わさっている様子がよくわかります．外からは見えませんが，この中に第三脳室という空間があるわけです．脳画像を見る際にも，ここが重要なポイントになってきます．ネコの手を合わせたら間脳．視床と第三脳室の位置関係などは絶対に覚えてね．絶対覚えて．ここまでは大丈夫ですか．次にいきますよ．

2－2－4－4フォーメーション

では**脳幹**の話を，少し掘り下げていきますね．

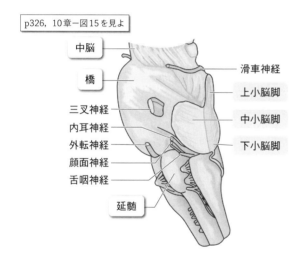

何回も言いますが，脳幹は上から順に中脳・橋・延髄．次は脳幹と脳神経の関係についての話をしますね．脳神経は中枢神経っぽい名前だけど，末梢神経．脳から起こった後に頭蓋骨を突き抜けて末梢へ向かう神経なんだという話はしました．12対の脳神経のうち10対が，脳幹から起こっているんです．

例外なのが嗅神経（Ⅰ）と視神経（Ⅱ）．嗅神経（Ⅰ）は鼻の穴の奥にある嗅上皮，視神経（Ⅱ）は眼球の後面から起こります．

残りのⅢ～Ⅻ脳神経が脳幹のどこから起こっているのかという話なんですが，脳神経の番号の意味をここで思い出してほしいんです．脳神経の番号は「高さの順」でしたよね．脳幹の順は？もちろん，上から順に中脳・橋・延髄．先に結論から言いますが，中脳からはⅢ・Ⅳ脳神経，橋からはⅤ～Ⅷ脳神経，延髄からはⅨ～Ⅻ脳神経が起こっているんです．

最初の2つは例外だけど，その後は中脳は2つ，橋が4つ，延髄が4つ．だから，脳神経が起こる高さは2-2-4-4というフォーメーション．いい？2-2-4-4と覚えてくださいよ．

p341，10章－表1を再び見よ

	起始	作用	体性運動性	感覚性		副交感神経
				体性感覚性	特殊感覚性	
Ⅰ 嗅神経	嗅上皮	嗅覚を伝える			○	
Ⅱ 視神経	眼球後面	視覚を伝える			○	
Ⅲ 動眼神経	中脳	上直筋・下直筋・内側直筋・下斜筋・上眼瞼挙筋，毛様体・虹彩に分布	○			○
Ⅳ 滑車神経		上斜筋に分布	○			
Ⅴ 三叉神経	橋	顔面の体性感覚，咀嚼筋，舌の前2/3の感覚を支配	○	○		
Ⅵ 外転神経		外側直筋を支配	○			
Ⅶ 顔面神経		顔面の表情筋，舌の前2/3の味覚，顎下腺・舌下腺・涙腺を支配	○	○	○	○
Ⅷ 内耳神経		聴覚，平衡覚を伝える			○	
Ⅸ 舌咽神経	延髄	舌の後1/3の感覚と味覚，咽頭の運動と感覚，耳下腺を支配	○	○	○	○
Ⅹ 迷走神経		咽頭・喉頭の運動と感覚，胸腹部内臓を支配	○	○	○	○
Ⅺ 副神経		僧帽筋と胸鎖乳突筋を支配	○			
Ⅻ 舌下神経		舌筋を支配	○			

もう1回整理しますが，一番上の2つはちょっと例外．あとは中脳が2つ，橋が4つ，延髄が4つ．実は文献によっては内耳神経（Ⅷ）が延髄からも起こると記載される場合もありますが，国家試験的にはこれでOK．例えば，

「内耳神経は橋に起始核を持つ．○か×か」

なんて問題が出ると，勉強が得意な学生でも「うわっ微妙～」と思うんだよ

ね．でも，ちょっと待てよと．ちゃんと語呂合わせなどで内耳神経が第Ⅷ脳神経であることがわかれば，あとは「2-2-4-4フォーメーション」で当てはめて，ギリギリ橋なんだなという解答を導き出せるわけです．ね？脳幹の高さの順番がわかるだけで，こういった問題も解けるようになるんですよ．だから脳幹の高さの順，2-2-4-4フォーメーション，両方ともちゃんと覚えてね．

憧れの港区？

さぁ，脳神経について，もう1つポイントを覚えちゃいましょう．毎年，国家試験にこんな問題がよく出題されます．

「以下の脳神経のうち，副交感神経を含む枝はどれか」

みなさん，もし東京で理学療法士として就職した場合，住みたい街は何区ですか？東京ぽくって，華やかで，憧れの街とかありませんか？墨田区？千代田区？23区じゃないけど町田市なんて名前も最高だと思うんだけど，やっぱり港区って華やかなイメージありません？テレビ局とかもあって，業界人多そうだし．まぁ，わたしもあまり行ったことないんですけどね．ということで何が言いたいのかというと，いいですか．

副交感神経を含む脳神経は，港区と覚えて欲しいんです．港区ということは，Ⅲ・Ⅶ・Ⅹ・Ⅸ．動眼神経，顔面神経，迷走神経，舌咽神経が副交感神経を含む脳神経です．港区，ちゃんと覚えてね．副交感神経を含む脳神経についての問題はかなりの頻度で出題されますが，港区で100％解くことができます．100％ですよ．残念ながら墨田区ではなく，港区．これも必ず，覚えてくださいね．

脳幹と網様体，錐体路

では，脳幹の話をもう少し続けたいと思います．何度も繰り返しますが，脳幹は上から順に中脳・橋・延髄でしたね．ではまず，一番上にある中脳から見ていきましょう．

中脳の太さ・大きさがどのくらいかというと，中くらい．ちなみに一番太いのは橋で，一番細いのが延髄です．解剖学的なポイントとしても覚えることが多いのが，中脳の特徴かな．橋は一番太いわりに，覚える構造は意外に少ない．もちろん，機能としては覚えなくてはいけないことは多々ありますけどね．延髄は細い割に，覚える構造はそこそこありますね．ということでまず中脳．国家試験的にも臨床的にも重要な構造物が多いので，しっかりと勉強していきましょう．

最初に**網様体**から説明しましょう．「あみさまたい」と書いて網様体．ちなみに毛様体も読み方は同じですが，こちらは眼球の構造物です．ちゃんと整理して覚えてくださいね．この網様体ですが中脳だけではなく，橋や延髄にも存在しています．ではそもそも，網様体って何でしょうか？灰白質と白質の項目，もう一度思い出してくださいね[1]．細胞体が集まった部位が灰白質，神経線維が集まった部位が白質，その中間的な部位が網様体でした．

p314，10章ー図4を再び見よ

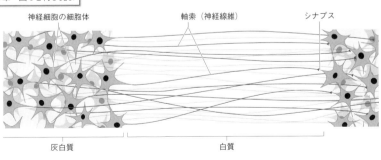

神経細胞の細胞体　　　軸索（神経線維）　　　シナプス

灰白質　　　　　　　　白質

*1　p.19参照

この網様体は，脳幹全体に存在している構造物です．このあと説明する黒質や赤核は，中脳にしかありませんよ．でも網様体は橋や延髄でも出てきますので，脳幹全体にあるんだと覚えてください．

わたし，学生時代に不思議だなって思ってたことがあるんですよ．大脳は外側の皮質が灰白質，内側の髄質が白質ですよね．でも脊髄になると，外側が白質で内側が灰白質に逆転する．これ，どこで入れ替わるのかなって思ってたんですが，ちょうど脳幹の網様体がその部位になっているわけです．脳幹と網様体の構造と役割，つかめましたか？ ということで，中脳の，次に重要な構造物の話をしたいと思います．

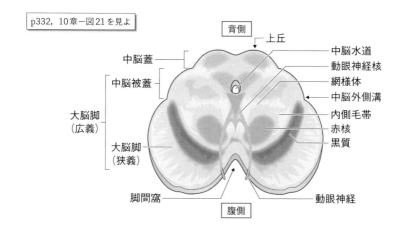

p332，10章−図21を見よ

背側
上丘
中脳水道
中脳蓋
動眼神経核
中脳被蓋
網様体
中脳外側溝
内側毛帯
大脳脚
（広義）
大脳脚
（狭義）
赤核
黒質
脚間窩
動眼神経
腹側

まず見てほしいのは中脳の一番腹側．ここにポコポコっと盛り上がった，大きな部位がありますよね．これが，かの有名な**大脳脚**です．なんで有名？ そりゃあもちろん，錐体路や皮質核路が通過する部位だからですよ．上行路や下行路の暗記はもちろんしなくてはいけませんが，強いて暗記の重要度が高

いものを1つ選ぶとすれば，やはり**錐体路**．すいたいろ　錐体路が通過する部位はすべて
国家試験に出るので，必ず暗記してください．ということで次は，錐体路が
延髄のどこを通過するのか説明したいと思います．

p330, 10章ー図19を見よ

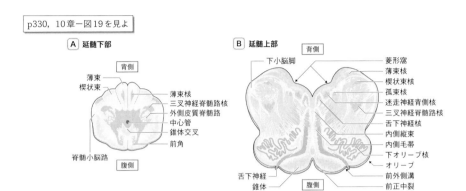

Ａ 延髄下部

背側

薄束
楔状束
　　　薄束核
　　　三叉神経脊髄路核
　　　外側皮質脊髄路
　　　中心管
　　　錐体交叉
　　　前角
脊髄小脳路
腹側

Ｂ 延髄上部

背側

下小脳脚
　　　菱形窩
　　　薄束核
　　　楔状束核
　　　孤束核
　　　迷走神経背側核
　　　三叉神経脊髄路核
　　　舌下神経核
　　　内側縦束
　　　内側毛帯
　　　下オリーブ核
　　　オリーブ
　　　前外側溝
　　　前正中裂
舌下神経
錐体
腹側

延髄の図は，上部と下部の2つに分けました．なぜ分けたのかというと，錐
体路が通過する部位は上部と下部で異なるからです．どこを通過するのかと
いうと延髄上部では錐体，延髄下部では錐体交叉を通過します．

ということで脳幹の錐体路の通過部位をまとめましょう．中脳の大脳脚，延
髄上部の錐体，延髄下部の錐体交叉．もちろん，錐体路は橋も通過していま
すよ．でも，あまり橋の通過部位の名称を求められることはないですね．と
いうことで脳幹と錐体路，ここまで大丈夫でしょうか．

上行路，下行路

次は上行路と下行路についてです．国家試験にもよく

「以下のうち，上行路 or 下行路はどれか」

という問題が出題されますが，あれ，サービス問題なんですよ．サービス問

題なのに，間違える人が本当に多い．上行路と下行路の見分け方のポイント，今日はしっかりと覚えてしまいましょう．まず結論から言ってしまいますが，名前がそのまま答えになっているんです．例えばね，

「外側脊髄視床路と外側皮質脊髄路．上行路はどちらでしょう？」

答えは外側脊髄視床路が正解．外側皮質脊髄路は下行路です．見分けるポイントはどこかというと，その名前．「脊髄〇〇路」と「〇〇脊髄路」．脊髄という単語の順番が逆転している理由が，ちゃんとあるんです．

例えば，京葉線という電車で，東京駅から新浦安駅まで行くとしましょう．このときに乗る電車は「東京駅発，新浦安駅着」ですよね．もちろん，新浦安駅から東京駅に行くのであれば「新浦安駅発，東京駅着」です．では，外側脊髄視床路という名称をこれに当てはめて考えるのであれば，「脊髄発，視床着」ということになります．脊髄から視床に向かうんだから上行路ということです．当然，外側皮質脊髄路は「（大脳）皮質発，脊髄着」なので下行路．ね，サービス問題だという理由，わかりましたか？

赤核脊髄路は上行路？下行路？と聞かれると戸惑うかもしれまんせんが，これも同様．「（中脳）赤核発，脊髄着」なので下行路と解けるわけです．上行路・下行路の名称は少し難しいと感じる人が多いと思いますが，先ほどの覚え方で大丈夫なんですよ．

大事な大事な中脳

中脳はとにかく，覚えるポイントが盛りだくさん．

p332, 10章－図21を再び見よ

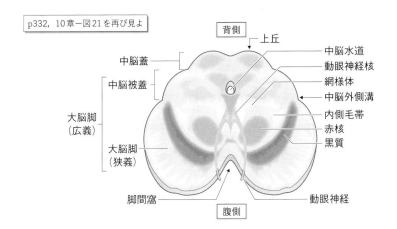

先ほど説明した大脳脚，そしてその根元を見ると**黒質**という部位がある．かの有名なドーパミンの分泌に関わるのが，この部位です．黒質の少し腹側に，**赤核**があります．赤核というのは神経核です．神経核とは何でしたでしょうか．そうそう．灰白質のかたまりでしたね．あとは動眼神経核もありますね．2-2-4-4のフォーメーション，覚えましたか？だから中脳には，動眼神経核と滑車神経核があるんでしたよね．次は，一番背側に目を向けましょう．ここには**上丘**という部位があります．上の丘と書いて，上丘ですね．実は中脳の少し下の高さになると，下の丘と書いて**下丘**という部位もあります．上丘は図で見ると，ポコポコと2か所盛り上がってますよね．下丘も2か所が盛り上がっています．ということは，上丘と下丘を合わせると4か所の盛り上がりがあるということです．4か所が出っ張っているわけだから，この総称を**四丘体**というわけです．四丘体の役割，これは国家試験的にも大きなポイントです．

上丘は，外側膝状体とつながり，視覚に関わる．

下丘は，内側膝状体をつながり，聴覚に関わる．

ちょっと国家試験の話をしますが，もし国家試験が記述問題だったら相当大変ですよね．出題の範囲はいくらでも広くなります．でも，当然ながらそれはない．国家試験は選択問題ですよね．選択問題ということは，選択肢を作りやすい単語から出題される傾向が強いんです．具体的に言うと，一文字違い．上・下とか内側・外側とかね，こういった単語を入れ替えて出題される問題がすごく多いんですよ．だから学習をする際にも，こういうポイントは念頭に入れておいたほうがいいんです．ということで四丘体．上丘・下丘，視覚・聴覚，外側膝状体・内側膝状体，どれでも入れ替えれるんですよね．だから頻出されるんです．このポイント，当然ながら他の教科でも活用できるので，しっかりと覚えておいてください．よろしかったでしょうか．

チュウ脳

中脳は非常に重要な構造がいっぱいありました．大脳脚に黒質，赤核に網様体．動眼神経核に滑車神経核などなど．あと中央から少し背側に目を向けると，中脳水道という穴が空いています．これは脳室系の一部ですね．ネコの手とネコの手を合わせると間脳．その空洞部分，第三脳室が中脳の高さでは<ruby>中<rt>ちゅうのうすいどう</rt></ruby>脳水道となるわけです．みなさん，中脳の図を改めてじっくりと見てみましょう．何かの顔に見えてきませんか．わからない？ じゃあひっくり返して図を見てみましょう．

反転させると...

　さあ，どうでしょうか．ちょっと名前は...出せませんが，舞浜の某ネズミに似ていると思いませんか？ ほら，名前は出せないけど，舞浜にいるやつです．わかるでしょ？ そのネズミの<u>耳に相当する部分が大脳脚</u>．あのネズミは耳は何色ですか？ 黒ですよね？ だから耳の付け根の領域には黒質があります．ネズミの目は何色ですか？ ハツカネズミの目は赤いですよね．だから，<u>目に相当する部分は赤核</u>です．これはちょっと強引かもしれないけど，ネズミの口は小さいおちょぼ口．だから口の部分が中脳水道．次は顎を見てみましょう．2つに割れてダンディーですよね．ここの部分が<u>上丘もしくは下丘に相当する</u>わけです．わかりましたか？ もう1回，言いますよ．

　ネズミの耳が大脳脚，耳は黒いんだから根元の部分が黒質，目は赤いから赤核，口は中脳水道，顎が割れているから四丘体と覚えて欲しいんです．

　うーん．みなさんがどんな表情で聞いているのかがわからないのが辛いところですが，ここまでいいでしょうか．本当に今の覚え方で中脳の構造はばっちり理解できるので，覚えてくださいね．実は脳画像を見ても中脳って，ネズミのカタチに見えるんですよ．本当ですよ．これはまた，別の講義[*1]でやりましょうね．

　脳幹の構造については，ここまでです．次は脳幹と小脳の連絡について勉強しましょう．

＊1　p.77参照

脳幹と小脳脚

脳幹のすぐ後方にあるのが，**小脳**です．小脳は左右の小脳半球と中央部の**虫部**によって構成されています．虫の部分と書いて，虫部ですね．では小脳の4つの図のうち，左上にある前面の図を見てみましょう．

p326，10章－図14を見よ

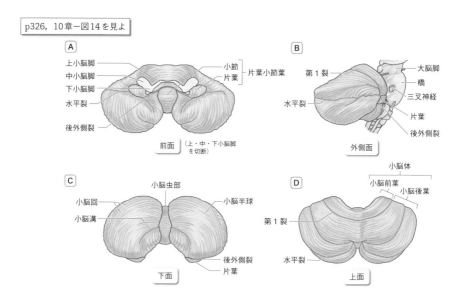

これ，どういう図なのかというと，わたしの小脳をとって真正面からみたようなアングルになっています．ちょうど脳幹との断面に，上・中・下小脳脚という部分がありますよね．小脳は上・中・下の小脳脚によって，前方の脳幹とつながっています．だから小脳からの情報は脳幹を介して，各部へと送られているわけです．

小脳脚については，国家試験にこんな設問で出題されることが多いです．みなさんも，考えてみてくださいね．

「小脳は，中小脳脚によって中脳と連絡している．○か×か」

もう1回，いいますね.「小脳は，中小脳脚によって中脳と連絡している」.
さあ，これは正しいのでしょうか. ○だと思った人は残念，不正解です. 小
脳は中小脳脚によって，橋と結ばれています. これ，難しいと思うかもしれ
ませんが，覚え方はぜんぜん難しくないんですよ. 簡単です.

小脳脚は上・中・下の3種類があるんですよね. 上・中・下. 脳幹は上から
順に何でしたか？ 中脳・橋・延髄でしたよね. ということで後は順番はその
まんま. 上小脳脚は中脳，中小脳脚は橋，下小脳脚は延髄を結んでいるんで
す. そのまんまなんですよ. 今日は何回も，脳幹の順番を説明していますよ
ね. この順番がわかるだけで，小脳との連絡の経路も簡単に覚えることがで
きるわけです.

小脳脚と脳幹の連絡の問題は例年，正答率が低いんですよね.「中小脳脚は中
脳？ チューチューと続くから正解？」と思っちゃうんでしょうか. でももち
ろん，そうじゃありませんよね. 今日，わたしの講義を受講したみなさんは
間違えないようにしてくださいね. 脳幹の高さの順番を覚えるだけで，本当
に多くの問題が解けるようになると言った理由，ご理解いただけましたでしょ
うか.

振り返り

ということで，今日の講義の要点を復習しましょう. ついてこれなかった人
もついてこれた人も，一緒に確認していきましょうね.

前半のポイントなのは，なんといっても脳神経ですね. 脳神経は中枢神経で
はありませんでしたよね？ 本当に国家試験前の最終学年でも，間違えて覚え
ている人はいっぱいいます. 脳神経は中枢神経みたいな名前だけど末梢神経
だという点は，本当にマストですね.

そして大脳（終脳）. 大脳の構造はいきなり全部は覚えられないから，主要な

溝から覚えるんでしたよね．中心溝（ローランド溝）と外側溝（シルビウス溝）．そして内側からじゃないと見えない頭頂後頭溝．まずはこの３つをちゃんと覚えましょう．この溝によって，大脳は４つの領域に分けられていました．それが何かというと前頭葉，頭頂葉，側頭葉，後頭葉でしたね．

次に脊髄．脊髄に関しては首の領域から上肢，腰の領域から下肢が起こっています．だから脊髄もそれに対応して，頸部と腰部が発達しているんでした．それが頸膨大・腰膨大で，「胸膨大」はないんでしたよね．お腹からは何も，生えていないでしょ．そして脊髄の下端部は，L1・2で脊髄円錐を形成していました．思ったよりも下端部の位置は高いんでしたよね．で，そこから下は馬の尻尾，ポニーテールみたいになっているから馬尾神経という名称になるんでした．ここも重要なポイントですよ．

灰白質，白質の話もしましたよね．灰白質が細胞体，白質が神経線維の集まりなんですが，しっかりとニューロンの形とあわせて理解してくださいね．神経線維は別名，軸索．だから，白質は連合・交連・投射線維があるんでしたよね．では灰白質と白質の中間は何でしたか？網様体でしたよね．網様体は脳幹全体にあるんでしたよね．あとは大脳，脊髄ともにどこが灰白質でどこが白質か．しっかりと整理して覚えてください．脳幹の網様体で逆転するんでしたよね．

あと，大脳の葉・回・野という名称の区分ね．葉・回・野．これですね，意外に教科書に載っていないんですよ．名称の意味がわかると，脳の機能や脳画像の理解度も深まりますので是非，覚えてください．

間脳と脳幹は，かなり時間を割いて説明しました．間脳はネコの手を合わせたカタチでしたよね．脳幹は上から順番に？そう．中脳・橋・延髄．覚えれなかった人は，あと５回は言ってみてくださいね．

中脳は覚えることがたくさんありましたけど，もう大丈夫ですよね．逆さに

見ると，アレに似ているんでしたよね．というところまでしっかりと覚えてください．はい，よろしいでしょうか．

みなさん，勉強はスポーツと同じで反復が重要なんです．1回でなんて，絶対に覚えれませんよ．是非，復習はしてくださいね．ではお疲れ様でした．

<第1講終了>

Stay's Anatomy 神経

脳神経は
末梢神経 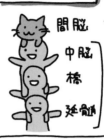 頭蓋骨を抜けて
末梢に向かう

間脳と脳幹

ネコの手の形
の視床

間脳
中脳
橋
延髄

3つあわせて
脳幹

間脳を含む
場合もあり

脊骨道

多くの
神経が
でるところは
太くなる

頚膨大 = 上肢の支配
$C_4 \sim T_1$

腰膨大 = 下肢の支配
$T_{9 \cdot 10} \sim L_{1 \cdot 2}$

大脳は何でできている?

灰白質　白質

脳は灰白質と白質の
あつまり
⇩
たくさんの情報を
とり扱える

あつめる
ひとつにする

やりとりをする

脳幹と脳神経

10対の脳神経が脳幹からでてる

嗅・視

動眼・滑車

三叉・外転
顔面・内耳

舌咽・迷走
副・舌下

2
0
2
4
・
4

脳の名前のルール

を抜くと
回

みぞ「〜溝」

丸めると

広い面積　　コンパクト!

大きなエリア分け = 葉
小さなエリア分け = 回
機能の名前 = 野

副交感神経は 港区
(3・7・10・9)

ヒルズ

上行路と下行路のみわけかた

脳
(上)

↑上に行く = 上行路

脊ずい
(下)

↓下に行く = 下行路

例

前頭葉　中心前回 一次運動野

脳の前の方　中心溝の前　運動を
　　　　　　　　　　　　司ってる

意味がわかると
おぼえやすくなるよ

順番でみわけるよ
脊骨道視床路 ⇨ 脊髄発・視床行き
前皮質脊髄路 ⇨ 皮質発・脊髄行き

上行路

下行路

@ryoko_PT

脳画像

"そもそも脳画像が苦手な理由は何なのか.
まず,そこから紐解いていきましょう"

脳の画像の話をすすめていきます．どういう視点で話していこうかっていう
と，まずは，苦手な人が多くいらっしゃるだろうという前提です．なので，
医学部の学生さんも聞いてらっしゃるようですが，診断のためのものまでは
今日は踏み込みません．ただ解剖学的に考えて，脳の画像の基本の見方って
いうところが，非常にポイントなんです．そこは体系立てて説明できます．
なので，本当は脳出血とか，脳梗塞も前・中・後大脳動脈のどれが閉塞して
いるのかとか，クモ膜下出血とか，細かい出血だとどうなるかとか，そういっ
た所見等々も，説明できるんですが，それはまた次のステップで是非．

まずは，各，高さ．スライスを見て，それが，**どこの何を示すのか**，あとは
高吸収域（high density area），低吸収域（low density area）とかがわかっ
てくれば，「ここの部位が高吸収域になっているから被殻出血なんだな，こっ
ちだから視床出血なんだな」ってことがわかってくるんですよ．

なので今日は，90分で各構造をわかるように講義します．頑張ってください
ね．

断面は水平でない

基本的に，各高さの構造が何なのか，しっかりわかるというところを目指します．

まず，**大前提なんですが**，脳の各画像ってどういう断面を示してるんでしょうか．今日の一番のポイントと言っていいと思うんですけど，脳に対して<u>水平な断面ではない</u>っていうのが大前提です．

（公式テキスト「解剖学」の）p199，4章5—図1Bを見よ

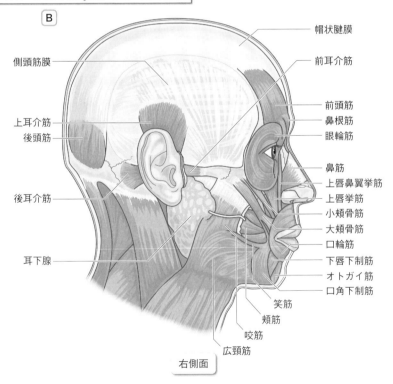

B

帽状腱膜
側頭筋膜
前耳介筋
前頭筋
鼻根筋
上耳介筋
眼輪筋
後頭筋
鼻筋
上唇鼻翼挙筋
上唇挙筋
後耳介筋
小頬骨筋
大頬骨筋
口輪筋
耳下腺
下唇下制筋
オトガイ筋
口角下制筋
笑筋
頬筋
咬筋
広頸筋

右側面

どういったラインかっていうと，**眼窩外耳孔線**（がんかがいじこうせん）（orbitomeatal base line：OMライン）と言われます．では，**眼窩**（がんか）って何でしょう．眼窩ってのは当然，**目のくぼみ**ですね．外耳孔線っていうのは，外から見たときの耳の穴です．眼窩と外耳孔を結んだ線ってどういった線なのっていうと，わかりますか？今日，お隣に人はいないですね．まあソーシャルディスタンスですから．兄弟で聞いてる人もいるかもしれませんけど，お隣に人がいないでしょうという前提で，じゃあわたしの顔を見て．

線を引く＆横顔で

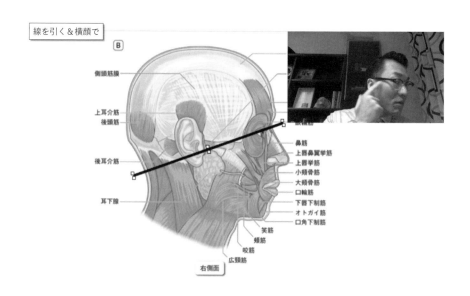

眼窩，つまり目のくぼみと耳の穴のここを結んだ線ってのは，**まっすぐ水平じゃない**．どうなってるかっていうと斜め．傾斜した角度になってるんです．脳のCT，MRIってのはOMラインプラス，マイナスっていう見方もありますけど，基本的にはOMライン上の断面になってます．だから水平じゃないんです．脳画像を見るのが苦手な人って水平な断面だろうと思っている人が，すごく多いんですよね．そうじゃないんです．水平な断面じゃないから，だから，延髄のレベルで鼻腔が見えたりとか，小脳のレベルで眼球が見えたり

とか，するわけなんですよね．斜めのライン．斜めの角度で撮っているんですよっていうのは大前提になってきますので，そこをまず覚えておいてください．

脳の画像は**どの高さを斜めに切っているんですか**ってのが次のポイントになってきます．かつですね，前回，神経編を聞いていただいた人にはご説明しましたが，今日初めての人もいらっしゃるんでもちろん説明しますけれども，**脳室系**．脳室ってなんだろうなあと思う人もいるとは思うんですが，脳室系の構造をちゃんと理解しないと脳の画像はわかりにくい．脳室系がポイントになってきます．これはまたあとから具体的にキーワードとして出てくると思ってください．

ポイントその１：脳梁とは

p322，10章–図9を見よ

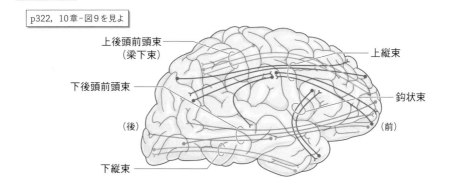

上後頭前頭束
（梁下束）

上縦束

下後頭前頭束

鉤状束

（後）

（前）

下縦束

脳にはですね，当然，さまざまな方向に線維が走行していて，それが**情報の伝達を行っている**わけです．どんな線維があるのっていうと，３種類ありますね．**連合線維，交連線維，投射線維**，ちょっと字を書きましょうか．こうれん、交わるに連合のレンですね．

書いてみる

- 連合線維
- 交連線維
- 投射線維

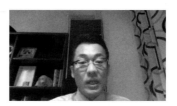

余談ですが，よくセンイって，こういった字 [注：繊維] が書いてあることがあります．この繊維じゃないですよ，上の３つの**線維が正しい**ですからね．いま書いた繊維っていうのは素材，糸とかの繊維ですね．よくこの繊維で間違えて記載してる文章ありますけども，この繊維ではございません．筋線維と同じですよ．

連合，交連，投射っていう，この３つの線維があるんですけれども，何を意

味してるかっていうと，連合，連合っていうのが脳の前後，前後の情報をつなぐ．そして，交連，交連っていうのが左右ですね．投射が上下です．

だから外側皮質脊髄路とか，前脊髄視床路とかそういった名前のものは全部，投射線維なんです．交連線維の最も有名なものは脳梁といいます．脳梁が交連線維で最大のものですね．連合線維はさっき見せた上縦束とか，下縦束，まあこういったものですね．前後をつないでいるものですね，前後．連合だから．こういった線維で情報のやり取りをしているんですけども，その中でどこが障害されたら，どこの領域にどういった病態があったら，どの線維が影響を受けるのかっていうところも，今日は入口くらいしか話せませんが，重要です．覚えといてください．これね，国家試験にも**よく出ます**．特に柔道整復師の国家試験によく出ますね．

やっぱり一番迷いやすいのは，**連合線維と交連線維**，まあ投射ってなんか上下って感じですね．連合と交連がやっぱり迷いやすいんですが，左右で交わってるから交連ってわたしは覚えています．左右で連合してるって言われると困っちゃうんですけど．左右で交わってるから交連，脳梁ですね．脳梁の機能とかも重要なんで，そこもぜひ覚えてください．

ちなみに，脳梁の梁の字，何ていう読み方がもう1つありますか．これ「はり」っていうんですね．はりってなんでしょう．建築系の用語で柱と梁っていうのがあるんですね．縦に立てるのが柱です．大黒柱っていいますよね．それを横，横でつなぐものを梁っていうんですよ．天井の梁とかいいますよね．だから左右の大脳半球をつないでいる．梁になる構造物だから，脳梁なんだよ，と．是非覚えてください．線維の話は入り口くらいになってしまいますが，ここまでは覚えてください．メモとかは大丈夫ですか．じゃあ脳室の前にまだ重要な構造物があるのでいくつか説明してきます．

ポイントその2：脳幹とは

画像を見るうえで，まあ脳梁の次，順番つけにくいですけど，そのくらい大事なものとしては，**脳幹**があります.

脳幹の領域は非常に重要になってきます．脳幹に関しては<u>非常に重要な構造物が多々ある</u>．かつ病態にも当然かかわってきます．脳幹に関しては，上から順番に**中脳，橋，延髄**．わたしあんまり語呂合わせとか考えたくないですけど，これは，本当に呪文のように唱えてください．神経編のときにもお話ししたと思うんですが，中脳，橋，延髄という位置関係を理解するだけで，もちろん臨床的にも，当然大前提は臨床的，プラス国家試験的にも，これだけで解ける設問**すごくいっぱいある**んですよ．ちょっと位置関係を見てくださいね．

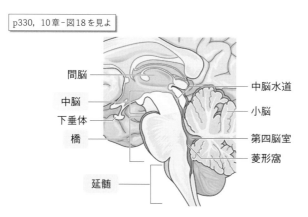

p330，10章-図18を見よ

間脳 / 中脳 / 下垂体 / 橋 / 延髄 / 中脳水道 / 小脳 / 第四脳室 / 菱形窩

まずは**中脳**ですね．中脳の後方に，**中脳水道**というものが存在します．中脳水道とは何かって話なんですが，脳室の構造物の1つです．これはあとから説明しますね．橋の後ろには第四脳室という小さな部屋があります．ポインターで本当は示したいんですけど，あのYouTube Live OBS使った場合はポインターがいま現状，出ないんですよね．すみません，その代わりに2000人，3000人に一斉配信できますんで，そこはご了承ください．

橋の後ろに第四脳室があります．橋の後ろには小脳がある．橋と小脳の間が第四脳室．そして延髄があります，いいですか．中脳には中脳水道が，橋の後ろには小脳．その真ん中に第四脳室．これがまんま画像をみるポイントになります．そして，その下方には延髄が続くわけです．

ポイントその３：中脳・橋・延髄のサイズ

まず中脳・橋・延髄の**サイズ感**を見てほしいんです．一番太いのは何でしょうか．

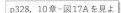
p328，10章-図17A を見よ

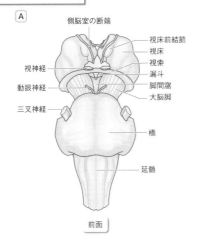

A

側脳室の断端
視床前結節
視床
視索
漏斗
脚間窩
大脳脚
視神経
動眼神経
三叉神経
橋
延髄

前面

橋が一番太いです．次は？　んん，悩ましいですがやっぱり中脳．延髄は上部と下部に分けて考えます．延髄の上部は太いんですが，下部は細いんですね．ですから，脳幹を見たときに太い順番でみると，橋，中脳，延髄の順番でだんだん細くなっていくよってことです．橋が一番太いんだと．これまんま，画像所見のポイントです．この太さのイメージが大事なんです．

どうしても画像を見るときって縦と横，まあOMラインは傾斜ありますけど，あんまり不規則な角度から見ることはないですね．前額面，矢状面を合わせ

て構造をイメージしていくってのはすごい重要なんです．これが今度，ちょっと傾斜がついた水平面になったときどう見えるのか．復習しながら説明しますから見てください．下にはもちろん，脊髄が続きます．

脳幹と間脳，再び

で，こちら．

p328，10章-図17を見よ

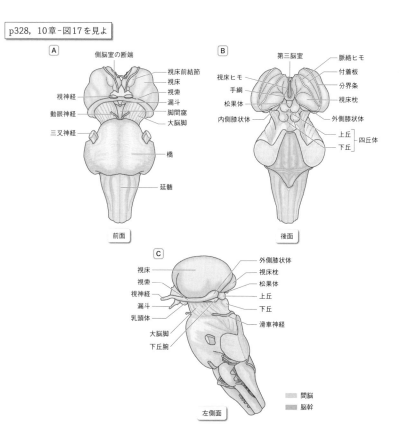

前々回のわたしの神経編[1]に参加していただいた人へはご説明をいたしましたが，**脳幹と間脳**です．脳幹と間脳って何なんでしょうかって話なんですが，

---

[1]　本書では第1講p.9〜

これなかなか学生さんで説明できる人は少ないとは思います．なんでかっていうと，脳幹と間脳って同じものとして扱う文献もあれば，分けて考えるという文献もあるんですね，実は．本によって両方の考えがあるんだよっていうふうに書いてある文献もけっこう多いです．

考え方はいろいろあるんですが，基本的にはやはり脳幹と間脳は別なものと考えてもらったほうが，臨床的に考えるときにはよろしいんではないかと思っております．ですので，脳幹に関しては中脳，橋，延髄と間脳．「脳の幹」って書いて脳幹ですね．「間の脳」って書いて間脳ですね．何が違うのかっていうと，間脳はまず，**脳幹の上**にあります．前々回から 1,000 人以上増えてるんで，新しい人もすごく多いですけど，神経編参加した人は復習ね，今日も大事なんです．

ネコの手です．ネコの手をつくって，ネコの手とネコの手を合わせる．このカタチが間脳．脳幹の上に乗っかっているのが間脳．みなさんの，このネコの手がなんですかっていうと，これが**視床**です．そして，これなんでグーでなくネコなのっていうと，これで合わせると**真ん中に空間ができます**よね．その真ん中の空間が**第三脳室**です．視床は，視床上部とか視床下部ってあるわけですね．いいですか．

まず**一番上から**整理しましょう．これスライスの高さを見るときのポイントになりますから，いいですか．一番上から見るとですね，まず**間脳**，視床が合わさって間の真ん中には第三脳室．はい次，次は**中脳**．中脳は真ん中に中脳水道がありました．そして下は，**橋**．太いんでしたよね．橋の後ろには第四脳室，そのさらに**後ろには小脳**．下に行くと**延髄**，まあ上部と下部がありましたね．上部はちょっと太いけど，下部にいくと細くなるんですよね．この上からの順番がすごく大事です．ここご理解いただければ，もう，ほとんど半分以上は見れたようなもんです．**一個ずつ**，説明します．

脳画像とつながる中脳の解剖学

まず**中脳**です．中脳はですね，まず腹側[*1]の2か所大きく盛り上がってると
ころが，かの有名な**大脳脚**ですね．錐体路系が通過をする部分です．大脳脚
の根元を見ると，黒くなっている領域がありますが，これが中脳黒質です．
あと図の少し上方に寄ると**赤核**があるのわかりますか．大脳脚があって，黒
質があって，赤核がありますね．向かって右側で説明すればこんな感じ．

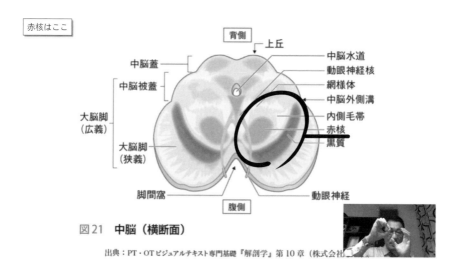

赤核はここ

図21　**中脳（横断面）**

出典：PT・OTビジュアルテキスト専門基礎『解剖学』第10章（株式会社

中脳の真ん中の少し上を見るとですね，**中脳水道**という構造物があります．
さきほど言いましたね．中脳の真ん中のやや背側に位置する，脳室系の一部
です．中脳水道のさらに背側[*2]を見ると，こうポコポコって盛り上がった部
分をのわかります？これが**上丘**ですね．ちなみに中脳に関してはもう少し下
のスライスになると，**下丘**って構造物があります．上丘，下丘という2つね，
ポコポコ，ポコポコとあるわけですよ．上丘，下丘ね．存在しているわけで
す．左右1個ずつね，ポコポコ，ポコポコ．左上丘とか右上丘とあんまり言っ
たりしませんけども，4つあるわけです．4つあるもんだから，「4つの丘の

---

*1　図で見たときの下方
*2　図でみたときの上方

体」と書いて**四丘体**. 上丘は**視覚系の経路**でしたね. 下丘, 下の丘は**聴覚系の経路**なわけです. これは国試的にも臨床的にも大事ですね. 上丘, 下丘がそれぞれ何の経路になっているのか, というところです.

キョウはキノウでなく

さて, もちろん橋も重要なんですが, 機能としてはものすごい重要ですけど, 構造の名称としては, まあ, まあ, まあ. まず太いというところは非常に重要です. 機能はすごい大事ですよ. 前回, 橋の話はけっこうしたんでちょっと今日は, ほどほどにします.

その下にいくと**延髄**があります.

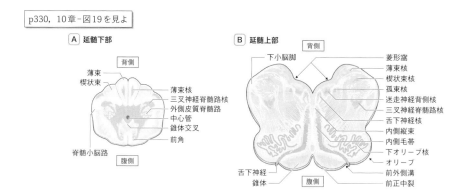

p330, 10章-図19を見よ

延髄は上部と下部に区分します. 向かって右側のBが延髄上部. これ, 実寸大じゃないですよ. 橋より大きく見えますけど, わかりやすく拡大しているだけですからね. 延髄上部には**錐体**という構造物があります. 向かって左側のAの, 延髄下部を見ていただけると今度は**錐体交叉**という部位があります.

錐体と錐体交叉は，当然ながら錐体路の経路で，錐体交叉で交叉した後に対側を下行する外側皮質脊髄路と，同側に下行する前皮質脊髄路に分かれます．こういうところは本当に，本当に大事ですね．非常に重要な構造物ですから，覚えておいてください．

構造イメージが沸かないアナタに

神経編に参加してくれた人にはもうネタバレはしてるのですが，もう1回初めての人に．どうしても今日のポイントなんですよ．中脳．これを逆さまにすると，

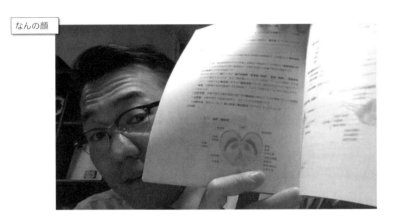

なんの顔

これは何の顔に見えるでしょうか．なんかの顔．さかさにすると．舞浜の某ネズミに似てますよね．なんとかマウス…ちょっと名前は怖くて言えませんが，似ているように見える．わかりましたか．耳が大きいでしょ，これが大脳脚．耳は何色ですか．黒です．黒だから根元が黒質ですね．ちょっと強引だけど，ハツカネズミは目が赤いじゃないですか．目の領域，目に該当するのが赤核ですね．で，口．口はちっちゃいですね．おちょぼ口．だから中脳水道．よく見ると顎が割れていますよね．そこの領域が，上丘ないし下丘に相当します．顎が割れているなんてダンディーですよね．

ちなみに，神経編でこの話をしたときのドヤ顔がひどかったというコメント
も多々いただきました．なぜわたしがドヤ顔だったのかというと，本当にこ
れが中脳の構造を覚えるためのポイントだからなんです．実際の画像でも，
逆さまにみるとちゃんと舞浜のネズミのカタチに見えてくるんですよ．見え
れば良いんです．見れないよりもはるかに良いですよね．そう思いませんか？
まずは見るポイントを押さえてください．中脳はネズミみたいなカタチをし
ているんですよ，チューだけに……まぁ，失笑していただいていいんですけ
ど．次に進めさせていただきます．

小脳とは

次は小脳です．小脳はどこにあったんですか．**橋の後方**ですよね．小脳をこ
うバキッととって前方から見せたのが，左上の図(A)になるわけです．

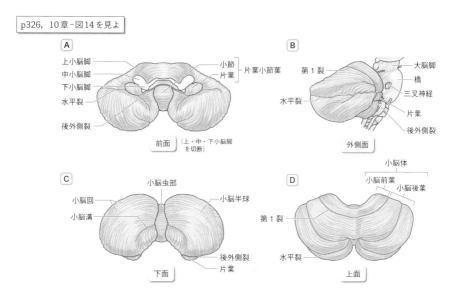

p326，10章-図14を見よ

小脳というのは**小脳脚**（小脳の脚って書いて小脳脚）によって，脳幹と連続します．**上，中，下の小脳脚3本**が，脳幹とどう連絡しているのか．

p326，10章-図15を見よ

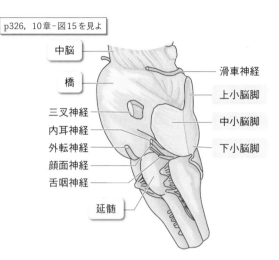

中脳

橋

三叉神経
内耳神経
外転神経
顔面神経
舌咽神経

延髄

滑車神経
上小脳脚
中小脳脚
下小脳脚

これは臨床的にも，すごい大事です．いいですか．以前，国家試験にこんな問題が出題されました．

「小脳は，中小脳脚によって中脳と連絡している．○か×か」

答えは×です．脳幹は上から順番に**中脳・橋・延髄**と並んでいます．この順番は，小脳脚にそのまま対応しています．だから中脳が上小脳脚．橋が中小脳脚，延髄が下小脳脚．さっきも言いましたね．脳幹は順番覚えるのがすごい大事なんです．まんまなんです．小脳脚はそれぞれ中脳，橋，延髄の高さとつながっているんだよ．というところです．

本丸の脳室系

それをふまえたうえで，今日の本丸，脳室系の話です．これがわかれば脳画像はほとんど大丈夫．

p323，10章−図10を見よ

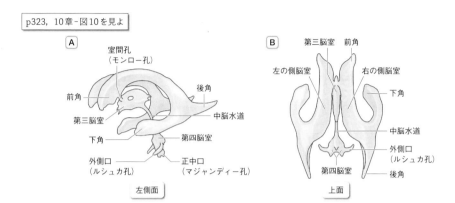

上の脳室図，そもそもこれ何か．脳の鋳型標本ってありますけど，いいですか，こういった構造物が脳の中にあるわけじゃなく，こういった空間が脳の中にあるんです．隙間があるわけなんですよ．だから，わたしの頭の中の脳室系にバッとプラスチックかなんか流し込んで，まわりの脳をとってしまえば，こういうカタチの模型ができる，そういうのを**鋳型**っていうんです．頭の中にこういったカタチのかたまりがあると思ってしまう人がすごく多い．すごく多いです．

大脳半球の左右に1個ずつあるもの．こんなカタチ，つの字みたいなのがある．**ひらがなのつ**ですね，左右1個ずつあるのが**側脳室**といいます．左右の側脳室があって，そこの真ん中にもう1個部屋がありますよね．左脳と右脳どっちが1番かっていう順番はつけれません．だから，どっちが1番2番とは言えないんだけど，真ん中にあるのが3番目だから，**第三脳室**といいます．

第三脳室の少し下にいくと，**第四脳室**がありますね．第四脳室．あれ？ なん

か名前がもう，出てきましたね．第三脳室って何でしたか．ネコの手でしたね．視床と視床の真ん中が第三脳室でしたよね．だから，第三脳室の左右には視床が存在している．これがすなわち，間脳の高さです．

第三脳室と第四脳室を結ぶもの

そして，第三脳室と第四脳室を結ぶ領域は何でしょうか．第三脳室と第四脳室を結ぶ領域は中脳水道ですね．書いてあるの見えますか，中脳水道．中脳水道はどこにあったでしょうか．当然ながら，中脳ね．おちょぼ口でしたよね．小さい口．中脳のやや背側にあります．

さあ，第四脳室は何と何の間にありましたか．

答えは橋と小脳の間です．前方には橋，後方には小脳がありましたね．先ほどは脳幹，間脳の説明をしましたが，これに脳室系が合わさって見えてくると，すごくいいですね．かなり覚えることの量も増えてきましたが，あともうちょっとです．頑張ってついてきてくださいね．いいですか．

側脳室と第三脳室を結ぶもの

左右の側脳室と第三脳室を結ぶ領域が必要になります．そこの領域は室間孔，モンロー孔と呼ばれます．あと，第四脳室からルシュカ孔，マジャンディー孔っていうのがありますけど，これはもうちょっと後でのポイントになってきます．

p323，10章−図11を見よ

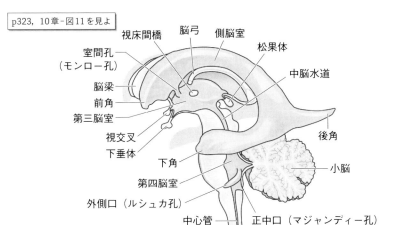

視床間橋　脳弓　側脳室
室間孔
（モンロー孔）
松果体
脳梁
中脳水道
前角
第三脳室
視交叉
後角
下垂体
下角
小脳
第四脳室
外側口（ルシュカ孔）
中心管　　正中口（マジャンディー孔）

こちらの図が，先ほどまで説明した**側脳室**に脳の各部位を合わせたものです．橋や小脳と脳室の関係，理解できますか．合わせて見てみると，こんな位置関係になっているわけです．

側脳室の中を**循環している**のが，**脳脊髄液**．ちょっとテキストをお持ちの方は324ページを開いてください[*1]．

---

* 1 　「PT・OT ビジュアルテキスト専門基礎 解剖学」（羊土社，2018）のp.324のこと

p324 10章-図 脳脊髄液の循環 を見よ

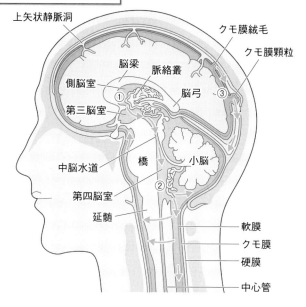

上矢状静脈洞
クモ膜絨毛
クモ膜顆粒
脳梁
脈絡叢
側脳室
脳弓
③
第三脳室
①
中脳水道
橋
小脳
第四脳室
②
延髄
軟膜
クモ膜
硬膜
中心管

324ページを見ていただくと，[Point] 脳脊髄液の循環，とあります．

"脳室とクモ膜下腔は，その内部が脳脊髄液によって満たされている．脳脊髄液は成人で約140 mLであり，一日あたり約500 mLが産生・吸収されている．脳脊髄液は従来，以下の流れで吸収・産生されると考えてきた．①側脳室と第三脳室の脈絡叢（みゃくらくそう）によって産生される．②第四脳室の正中口（マジャンディー孔）と外側口（ルシュカ孔）を通じて，クモ膜下腔へと循環する．③硬膜静脈洞のクモ膜顆粒，クモ膜絨毛（じゅうもう）によって静脈血中に吸収される．しかし，近年の研究によって脈絡叢以外でも産生される点，クモ膜顆粒での再吸収が乏しい点などが示され，脳脊髄液の循環・再吸収の経路は再検討されている"

[PT・OTビジュアルテキスト専門基礎 解剖学，p.324，羊土社，2018より引用]

当然ながら，医学は日進月歩で進歩・発展しています．この脳脊髄液の循環についても新たな見解があるのですが一応，国家試験には脈絡叢で作られてクモ膜顆粒・クモ膜絨毛で吸収されると出題されています．学生の立場からすれば「どちらで覚えれば良いんですか？」と思うかもしれませんが，両方の見解をまず押さえてほしい．「最近の研究では違うから覚えません」ということでは，国家試験で不正解になってしまうので．なので，わたしの書籍に関しても，そういった記載にしてあるんです．

p325，10章-図12を見よ

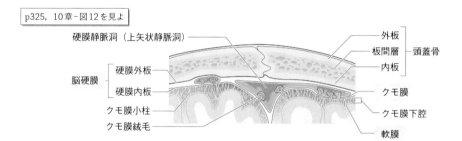

脳脊髄液がどこで吸収されるかっていうと，クモ膜のクモ膜顆粒・クモ膜絨毛で行われています．ではクモ膜の説明はできますか？ 中枢神経っていうのは3枚の膜で覆われています．厳密に3枚かというと悩ましいところもありますが，一番内側が軟膜，中間がクモ膜，一番外側は硬膜が覆っています．ちなみにクモ膜下腔っていうのは，クモ膜と軟膜の間の領域のことです．

脳脊髄液を吸収するクモ膜顆粒やクモ膜絨毛は，クモ膜下腔の上部にあります．上部の領域で吸収されるんですよ．脈絡叢で産生されるのに．これちょっと不思議だと思いませんか？ 脈絡叢がある側脳室や第三脳室は，脳の内部ですよね．脳の中で産生されて，脳の外で吸収される．

なんでそんなことができるのかというと，脳室系とクモ膜下腔をつないでいる孔があるからなんです．それが先ほど言った**外側口（ルシュカ孔）**と**正中口（マジャンディー孔）**なんです．この孔によって，脳室系とクモ膜下腔が連続しているわけですね．こんなこと必要なのかっていう話なんですけど，もちろん必要です．クモ膜下出血であったりとか脳室全般の病態を見るときに，こういった知識が大事になってきます．

今日は病態まではちょっと話せないんですが，やはりこの構造物までは大事なんで，もう1回復習しましょうか．

左右に側脳室があります．側脳室があって真ん中に第三脳室．第三脳室があって結んでいるものが室間孔（モンロー孔）ですね．第四脳室があってそこを結ぶのが中脳水道．側脳室という空間とその周囲の構造物，ちょっと見えてきますか．視床ってどこでしたでしょうか．橋は？ 中脳は？ 中脳・橋・延髄という位置関係が見えてきましたか？

というところです．えっとあと3分でちょうど半分なんですけど，ここまでをふまえたうえで脳画像をちょっと見ていくんで，ちょっとここでちょっと休憩します．1,2分ちょっと休憩します．ちょっと背伸びして復習してください．だいぶワアッと覚えたのでちょっと休憩しましょう．

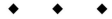

ここまでの構造をだいたい把握できましたでしょうか．これをふまえたうえ
で画像所見を見ていく，という流れになっています．

さきほどちょっとコメントがあってですね，右が第一脳室ですよ，ってコメ
ントでした．すみません，解剖学用語には右が第一脳室，左が第二脳室とい
う用語はないので，すみませんが，そういったコメントはわたしの個人宛に
ください．他の人が見て勘違いしてしまうと問題あると思うので．わたしは
『解剖学用語 改訂13版』（日本解剖学会／監，医学書院，2007）というもの
に則って，講義や執筆をさせていただいております．どうしても本によって，
たしかに考え方とか細部は若干異なることはあると思うんですよ．整形外科
とかもそうですね．同じ靭帯でも名称違ったりしますよね．なので，そこら
辺はいろんな素晴らしい先生方の考え方もあるとは思うんですけど，いちお
うわたしは『解剖学用語』に則って説明していますので，すみませんが他の
受講生の方がううん？と思っちゃうと困るので，すみませんが，よろしくお
願いします．はい．というところです．まあでもわたしも間違いはあります
から，もしあれば個人宛にご指摘ください．わたしもまた勉強しないとなと
思うので．

灰白質と白質は画像でも

あとは灰白質と白質の話もしておきたいんです. **灰白質**って何なんだって話なんですけど, **細胞体**が集合してんのが灰白質. 神経線維が集合しているところが白質である. というふうに一般的によく勉強しますよね. よく考えたら細胞体と神経線維って何なのっていうことを思い出してほしいんです. これ何なのかって話なんですが, 細胞体ってのはですね, <u>ニューロンの一番の外側端の領域が細胞体でしたよね.</u>

p314, 10章-図4を見よ

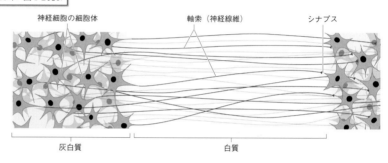

神経細胞の細胞体　　　　　軸索（神経線維）　　　　シナプス

灰白質　　　　　　　　　白質

伸びてるのが神経線維です. 先ほど言った灰白質ってのは, この細胞体が集まってる構造なわけですから, だから情報を受け取ったりとか統合する部位は灰白質によって構成されているんです. 白質に関しては**神経線維**. つまり軸索なわけですから, 軸索って情報を伝達する役割をもっています. 情報伝達する領域は多い. ここで思い出して欲しいのがさっきの連合線維, 交連線維, 投射線維. そういった構造物に関しては**白質**が構成しています. 情報をやり取りするわけですから. 白質の領域が多いのは当然です.

大脳っていうのは一番外側の皮質, 真ん中の髄質, さらにその髄質の中にある神経核に区分されます. これらのうち, 皮質と神経核は灰白質, 髄質は白質によって構成されています. では神経核とは何でしょう. 簡単に言えば, 灰白質のかたまりです. 大脳基底核とか聞いたことありますよね. あれが神

経核です．ここまではよろしかったでしょうか．

灰白質には「はいいろ」という字が入っていますが，実際の画像でも灰色に
見えます（Ｔ１強調画像の場合）．生体では灰色ではないとおっしゃる方もい
るんですが一応，名称は灰白質となっているので覚えておいてください．で
は実際の画像で灰白質と白質を確認してみましょう．

灰白質と白質はどう見えるか

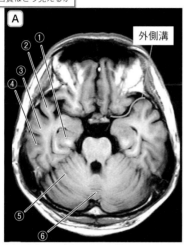

（小西淳也，レジデントノート増刊，16，p1434，羊土社，2014より転載）

この画像は小脳や橋の高さのスライスなんですが，小脳の<u>外側が灰色で内側
が白い</u>のがわかりますか．この灰色の領域が灰白質で，白い領域が白質です．
もちろん，大脳皮質や大脳基底核などの神経核もやはリ灰色に見えるわけな
んです．

灰白質・白質は実際に画像所見をみても，<u>灰白質は色が濃く，白質は白く見
える</u>んだなと．まずは色の違いを見分けることがポイントになってきますの
で，覚えておいてください．

いよいよ

少し前に話しましたが，脳の画像は綺麗な**水平断ではない**んでしたよね．眼窩外耳孔線（OMライン）という，斜めの断面になっているんだと．斜めのカットになっていることを前提に，いよいよ画像を見ていきましょう．

この画像の高さは**ペンタゴンのレベル**と呼ばれています．その理由は，もう少し後で説明しますね．

ここね，矢印で示した場所（画像のほぼ中央），わかりますか．

矢印の部位は何か

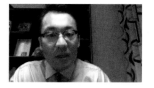

ペンタゴンのレベル

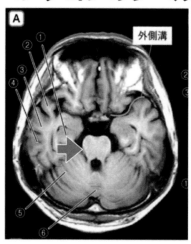

（画像は小西淳也，レジデントノート増刊，16，p1434，羊土社，2014）

大きく丸いカタチになってますよね．この部位が何かというと**橋**なんです．橋は脳幹の中央部でしたよね．だから下の高さでグッと細い領域は延髄，上の高さで橋より少しだけ細い領域が中脳となるわけです．

では，橋の後方にあるこの領域は何でしょうか．

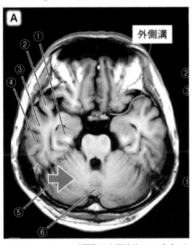
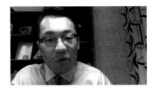

（画像は小西淳也，レジデントノート増刊，16，p1434，羊土社，2014）

当然，**橋の後方は，小脳**でしたよね．ちなみに橋と小脳の真ん中の空間は何でしょうかっていうと，これさっきちょっと言いましたよね．復習しておきましょうねって話をしましたが，ここが**第四脳室**です．橋があってそのすぐ後方が第四脳室．この画像ではそこまできれいになっていませんが，第四脳室は逆Uの字型に見えることが多いです．馬の蹄って逆Uの字型ですよね．だから解剖学では，Uの字型の構造に馬蹄という名称を付けることが多いんです．この画像ももう少し高さを調整すれば馬蹄に，逆Uの字に見えるのかもしれません．第四脳室は逆Uの字に見えるんだ，ということを覚えておいてください．

ペンタゴンレベル

このスライスの中央を見ると，五角形の領域が見えますよね．

ペンタゴンのレベルを見よ

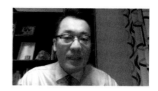

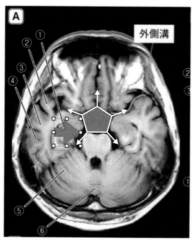

（画像は小西淳也，レジデントノート増刊，16，p1434，羊土社，2014）

わたしも実際には見たことはないのですが，アメリカ国防総省「ペンタゴン」の本庁舎は五角形をしているそうなんです．だからこの脳画像の高さは，ペンタゴンのレベルと呼ばれています．

またこの五角形の領域には，ウィリスの動脈輪[*1]が位置しています．後で，ウィリスの動脈輪の図と併せて見てくださいね．五角形だからペンタゴンなんですよ．この高さは臨床場面では「橋の高さ」という方もいらっしゃいますが，正式な名称としては「ペンタゴンのレベル」が正しいです．

---

*1 p.132参照

ダビデの星のレベル

ペンタゴンのレベルの少し上のスライスは，ダビデの星のレベルって言われています．

なんでダビデの星なのって話なんですが，ダビデの星は六芒星とも言うそうです．六芒星というのは，三角形を逆さまに合わせたようなカタチですよね．だからペンタゴンは五角形だったのに対し，ダビデの星は切れ込みが1つ増えたカタチになっていますね．じゃあ，この切れ込みは何かという話なんです．

ダビデの星のレベルを見よ

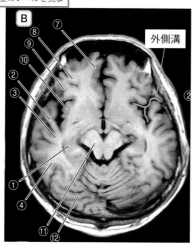

（画像は小西淳也，レジデントノート増刊，16，p1434，羊土社，2014）

これ，これ，もう見てください．まんま，まんま，例のアレのカタチ[*1]が見えるの，わかります？例のカタチがありますね．この耳に相当するのが大脳脚です．まんま見えるわけですよ，**中脳**です．橋っていうのはさっき言ったでしょ，大きな丸でしたね．これがもう少し上の高さになってくると，真ん

---

*1 p.43，62参照

中に切れ込みができて，中脳のかたちになってくる．あたりまえですけど，さっきは中脳と橋って1枚ずつの画像で見てもらいましたけど，本質的には連続しているわけですから，中脳の切れ込みがだんだんとなくなって太くなっていって橋になっていく．だからさっきの橋の上にいくと，切れ込みが1つ増えるんだよ，その増えた領域によって五角形が六芒星，ダビデの星ってカタチになっている．

おそらく**ちょっと高い**領域なんで，背側[*1]ポコポコって割れたカタチになっていますね．ここには何がありましたか？ **上丘と下丘．四丘体**があったわけです．上丘に関しては，視覚系でしたね．この領域が障害されていると，半側空間無視等々も起こるわけです．そこまでは今日は踏み込みませんが，ということで，橋と中脳の見分け方，橋と小脳の見分け方の説明をしました．

臨床につなぐ

あともう少しだけ話をしていきたいんですが，このスライスは橋や小脳が確認できるペンタゴンのレベルでしたよね．今日は疾患についての知識はあまり触れませんでしたが，T1強調画像であれば脳出血の出血巣は高吸収域となるわけです．ペンタゴンのレベルで臨床的にも国家試験的にも重要なのが，橋出血と小脳出血の見分け方．中央の大きな丸い部分に出血巣があれば，**橋出血**ですよね．第四脳室よりもさらに背側の領域に出血巣があれば，**小脳出血**．これはPTOTの国家試験にもすごくよく出題されます．橋出血と小脳出血の違い，わかってきましたか．

---

*1　画像の下方

第三脳室のレベル

橋と中脳の上は何ですか．橋と中脳の上は？ 間脳ですよね．すごく大事だからもう1回いいます．ネコの手とネコの手を合わせたのが間脳でしたね．間脳の真ん中は第三脳室でした．だから，間脳の高さのスライスは**第三脳室のレベル**と呼ばれます．この第三脳室の高さは<u>みる頻度が非常に高い，かつ，ちょっとわかりにくい</u>．はい．病態によって優劣はつけれないかもしれませんが，中脳，橋よりもっと大事な構造物が多いですね．どこの高さも重要ですけど．特に重要な構造物が非常に多いといっていいのかなと．臨床場面でも見ることが比較的多いのが，第三脳室のレベルです．

第三脳室のレベルを見よ

第三脳室のレベル

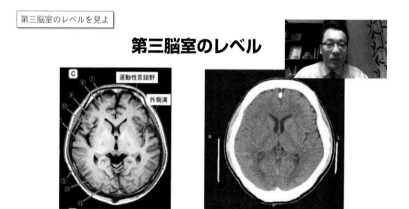

（左画像は小西淳也，レジデントノート増刊, 16, p1434, 羊土社, 2014）

左右，灰白質と白質が見やすいものとそうでないもの2種類用意しましたが，まず第三脳室の高さは何を示しているのか，というところがポイント．

脳画像はさっき言ったとおり，斜めに切ったスライスなんです．側脳室の図をこう，こんなカタチで断面を切っていたわけですね．

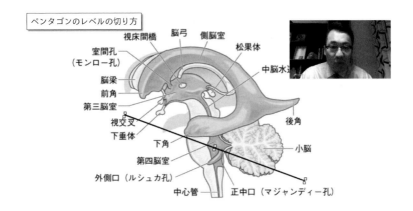

ペンタゴンのレベルは橋の真ん中を切ったような高さ，だったわけです．では，第三脳室の高さはどう切っているのかというと，こういうカタチで切っている．

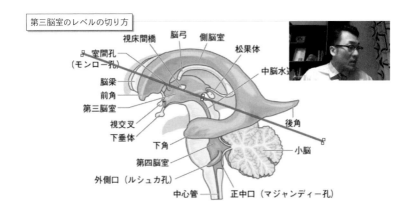

こういうカタチになると，どうなるのかっていうと，第三脳室の真ん中はズバァっと切られるわけです．問題は，「つの字型」の側脳室なんですよ．側脳

室の前方を切って，そのあと，後方もちょっと切ってますよね．側脳室の前方を切って，後方も切っている．わかりますか．

順番に言いましょう．前から順番に言いますと，側脳室の前方（前角の領域）を切って，第三脳室のど真ん中を切って，側脳室の後方（後角の領域）を切っている，と．画像で見ると，こういったカタチ．

第三脳室のレベルはこう見える

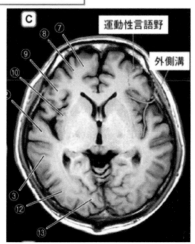

（小西淳也，レジデントノート増刊, 16, p1434, 羊土社, 2014）

だから前方から順に側脳室の前角の領域，第三脳室のど真ん中，そして側脳室の後角の領域が映ってくるんですよ．いいですか．この図とこの図，照らし合わせて，もう1回．

3秒くらい見つめて,

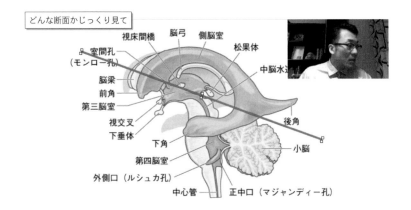

3秒くらい. 3秒くらい見つめたあとで, はい, この図.

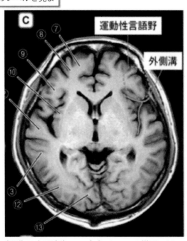

(画像は小西淳也, レジデントノート増刊, 16, p1434, 羊土社, 2014)

矢状面の脳室系の図と第三脳室のレベルのスライス, 頭の中で構造がつながっ
てきましたか？OMラインがどこを切っているのかが重要なんです. よろし
かったでしょうか.

もう大前提として話をしてはいますが，脳画像はOMラインに則っています．OMラインではなく純粋な水平断だと思うと，どうにもイメージがまとまらない．側脳室のカタチと合わせて，理解を深めてくださいね．

くれぐれもですけど，水平の断面かなと思うと，なんかカタチが，あれ，おかしいなと思っちゃう．そうじゃないんだよっていうところがポイントになってきます．だから側脳室のカタチを見るのが大事だよと話をしたんですね．それをふまえたうえで，よく見ていきましょう．

大脳基底核

先ほども第三脳室のレベルは，見る頻度が高いうえにわかりにくいという話をしました．このレベルを理解するポイントは，大脳基底核の位置と構造を正しく理解することです．大脳基底核というのは髄質の中にある灰白質のかたまり，つまり**神経核**です．

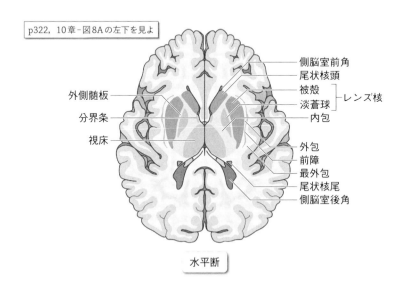

p322，10章-図8Aの左下を見よ

側脳室前角
尾状核頭
被殻
淡蒼球 ├ レンズ核
内包
外側髄板
分界条
視床
外包
前障
最外包
尾状核尾
側脳室後角

水平断

まず，側脳室の前角に沿うようにあるのが尾状核です．次に第三脳室のすぐ隣，先ほどのネコの手をつくったときを思い出してくださいね．ネコの手の部分は視床だから，この部位が視床．ここに出血巣があれば，もちろん視床出血です．尾状核と視床の外側に目を向けると，三角形の大脳基底核がありますよね．このうち，内側が淡蒼球で外側が被殻です．また，この２つを合わせてレンズ核といいます．位置関係，大丈夫ですか？ 尾状核，視床があって，その外側がレンズ核（淡蒼球＋被殻）です．

この領域で出血があった場合はどうなんでしょうね．淡蒼球出血って臨床現場で言いますか？ あまり？ 臨床的には被殻出血と呼ばれることが圧倒的に多いですね．

あともう１個，被殻と尾状核を合わせたものを線条体と呼びます．「ラインの線に，憲法第何条の条に，体」で，線条体っていいますね．線条体も，レンズ核も，両方とも被殻が関係しているわけですよ．被殻プラス淡蒼球がレンズ核，被殻プラス尾状核が線条体っていうとこですね．国試っぽいポイントでよくでます，めちゃめちゃよくでます．画像を見てみましょう．

画像を見るとですね，向かって左側のほうがちょっとよく見えるかなと思います．じゃあ矢印をちょっと置きますね．ここ．側脳室の前角のすぐとなりの領域，

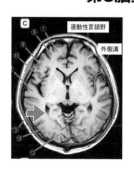
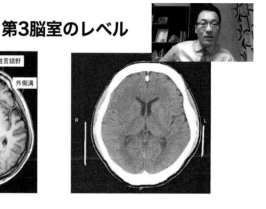

この領域にかたまりが見えますね，これが**尾状核**．次は第三脳室の左右．ここにあるのが視床です．さらに外側にあるかたまりが**レンズ核**．眼をこう細めると見えますか．尾状核があって視床があって，レンズ核．淡蒼球，被殻．これがわかってくると「くの字」型の白質の道が見えてます．くの字型の道．白質の道が見える．

くの字型の道が見えましたか．これが**内包**です．かの有名な**内包前脚，内包膝，内包後脚**．いいですか．内包前脚，内包膝，内包後脚という構造物がある．もう1回復習しましょうか．いま言った構造物が全部言えたらもう，今日は御の字ですよ．本当に．本当に御の字です．いいですか．

側脳室の前角，まず斜めに切ってるんだよという前提に尾状核．尾状核があって側脳室の側壁に視床があります．淡蒼球があって，被殻があるんだよ．と．その間に，内包．内包前脚などが見えてくるというところです．よろしかったでしょうか．下から順番に高さ見えてきましたか．下から順に今日の復習をしましょう．

橋，橋の後ろ第四脳室．さらにその後ろに小脳があるよ，と．ペンタゴンのレベルでしたね．

その上になってくると中脳があって，中脳の真ん中がくびれる形になって，これがダビデの星のレベルだと．

そして，一番難解に見えるであろう，第三脳室のレベル．第三脳室がこういったカタチで存在している．脳室系の図も対応して見れるようになってください．

さらに上のレベルは

第三脳室よりも上の領域に関しては，画像を連続して見てもらったほうがいいと思うんです．まず，Dの図が先ほど勉強した第三脳室のレベルですよね．

第三脳室以上のレベルは画像を連続して見よ

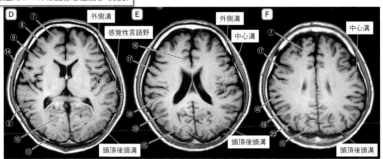

（画像は小西淳也，レジデントノート増刊, 16, p1434, 羊土社, 2014）

そこからだんだんと，上方のスライスを見ていきましょう．

脳画像のEのスライスを見ると，側脳室の前角と後角がつながったカタチになってますよね．ここで側脳室の図をもう一度，確認してみましょう．これは側脳室のど真ん中をOMラインが通過しているので，このようなつながったカタチに見えているというわけです．ですので脳画像のFは，側脳室の本当に上端すれすれをかすめたので，側脳室がわずかにしか映っていないというわけです．

脳画像のＦよりもさらに上の高さになると，ＯＭラインが側脳室をまったくかすめない高さになるわけですね．だからＧ〜Ｉには側脳室が映っていません．その代わりに中心溝（ローランド溝）などの脳の溝が明瞭に見えてきますね．

第三脳室以上のレベルは画像を連続して見よ．その2

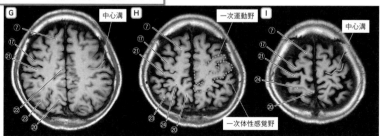

（画像は小西淳也，レジデントノート増刊，16，p1434，羊土社，2014）

あとここ．Ｇ〜Ｉの中央に縦に隔てる大きな溝がありますね．これが**大脳縦裂**です．上方のスライスになるほど，大脳縦裂もしっかりと見えるようになってきます．あと溝と溝の間の盛り上がった領域を回と呼びましたが，回も同様に上方になるほど明瞭に見えるようになってくるわけです．ここに関しては脳画像を連続して見てもらった方が，わかりやすいかなと思います．はい．

今日の脳画像を見るための解剖学の講義は以上です．あとは脳出血や脳梗塞，クモ膜下出血，硬膜下出血などの各疾患の画像所見をどのように見ていけばよいのかという話なのですが，ここまで知識が身についていれば本当にあと一歩だけなんです．逆に解剖学的な構造がわからない状態で，各疾患の所見を理解しようとしても本当の知識にはなりません．病変が起こっている部位がそもそも何なのか，どこの部位を示しているのかがわからなければ身も蓋もありませんよね．今日の講義をしっかりと理解してくれれば，脳画像は問題なく見れるようになる，ということです．

では問題です

今日の内容，この感じで大丈夫でしょうか．みなさんわかりましたか？ 講義の一番最後にわたしから，みなさんに**問題を出そう**と思います．はい．じゃあいいですか，ちょっと2分くらい考えていただこうかな．

さあ，この画像，この所見は正常でしょうか，異常でしょうか．

正常か異常か

この所見は正常か異常か

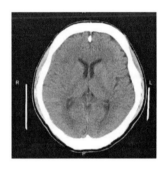
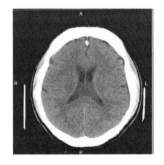

みなさんは今，YouTubeで見ていますよね．YouTubeのコメント欄に「正常」か「異常」かを入力してください．もし，病態についてもっと詳細に気づいた点がある人は是非，それも書き込んでみてください．

あ，もしであればLINEのオープンチャット上でもいいですよ．是非，入力してみましょう．普段はLINEに打たないでって言ってますけど[*1]，今日は入力して大丈夫です．正常でしょうか．異常でしょうか．病態が言える人は答えてくださいね．

ああ，いろいろなご意見がありますね．ちょっと読み上げましょうか．

異常，異常，出血巣がある，異常，異常だと思います，異常，正常，脳が萎縮している，異常，異常，正常，問題として出すなら異常，ああなるほどね．

異常，正常，脳が腫れている，異常，外傷クモ膜下出血，大きい．

はい，ありがとうございました．もうそろそろ，よろしいでしょうか．

あ，水頭症，脳溝がない，脳実質に問題がある，いろいろな見解がありますね．

それではそろそろ，解答を言わせていただきます．

---

*1　Stay's Anatomy の参加規約の兼ね合いで

これ，わたしの脳です．

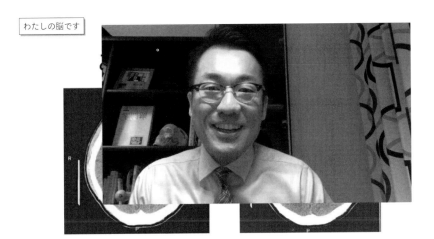

わたしの脳です

自分としては，あまり異常じゃないと思うんですけどね．一応，今日も授業
できていましたし．

ということで答えは，わたしの脳でした．本当に異常はないと思います．で
もね，わたしもこの画像をみたときにすごいショックだったんです．確かに
少しむくんでいるように見えるし，脳溝がないし，大脳縦裂の真ん中に何か
入ってるし．すいません，ちょっと意地悪な問題でした．授業の最後に，自
分の脳を見て，我ながら衝撃的だったという話でした．

ということで，軽く復習をしましょうか．

まず，脳画像は水平断ではなく，斜めにカットした図なんだよという話でしたね．こういったOMラインや眼窩外耳孔線といった用語は，国家試験にはまず出題されません．本当は出題されても，おかしくないとは思うんですけどね．単語として出題はされませんが，その概念は当然ながら非常に大事なので，ちゃんと覚えてくださいね．

連合線維，交連線維，投射線維などの白質の線維も重要でしたね．どれがどこをつないでいるのか，しっかりと復習をしておいてください．

中脳・橋・延髄．とにかくこれは，呪文のように唱えて覚えてね．中脳・橋・延髄，中脳・橋・延髄．この3つを合わせたものが脳幹で，そのすぐ上にあるのが間脳でした．中脳のカタチ，ちゃんと覚えましたよね．画像でもあのカタチ，まんま見えましたでしょ．橋は大きな丸，中脳には切れ込みが入るから，ペンタゴンがダビデの星になるんでしたよね．

ペンタゴンの星のレベルの画像も復習しましょうか．大きく丸い橋のすぐ後には第四脳室があって，そのさらに後方には小脳があるんだよと．

延髄の最下端部は延髄ですね．あと，脳幹と小脳はどのように連絡していましたか．これは臨床的にも国家試験的にも大事ですね．小脳脚によるつながりの話もしました．

そしてなんといっても，今日は脳室系じゃないでしょうか．本当に今日の講義でちゃんと覚えてもらいたい．脳の中に脳室というカタマリが入っているのではなく，空洞があるんだよと．その前提でOMラインがどのような高さでカットしているのかを理解することが，脳画像を見るための重要なポイントでした．脳室系については是非，すべての部位名を覚えてください．そうなっていただいたほうが，本当によいと思います．

というところで脳の画像の講義を終わりたいと思います．みなさん，お疲れ様でした．

＜第2講終了＞

今日のまとめ Stay's Anatomy 脳画像

大前提
脳画像は水平...ではない

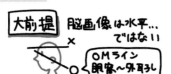

× 〇 **OMライン** 〈眼窩〜外耳孔〉

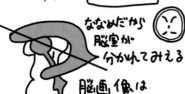

ななめだから脳室が分かれてみえる

脳画像は「斜めの切り取り」「高さ」をイメージB

↓

脳と脳室の高さをリンクさせると...

間脳 ― 第3脳室
中脳 ― 上小脳脚 - 中脳水道
橋 ― 中小脳脚 - 第4脳室
延髄 ― 下小脳脚

脳はつながっている

前後 → 連合線維
左右 → 交連線維
上下 → 投射線維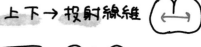

脳梁

「梁（はり）」は脳をつなぐ

間脳

ネコの手をあわせたカタチ ニャー
手の部分は視床

↓

脳幹

・中脳
大きな大脳脚がネズミの耳みたい

4コマ脳

・橋
脳幹内 No.1 Big
うしろに小脳がある

・延髄
なだらかに細くなっていく

間脳
中脳
橋
延髄
小脳

What's 脳室

 脳のすき間が脳室

こういう形の空間がある

 脳のすき間

脳画像

（黒）脳室など、すき間
（灰色）灰白質：情報をまとめる・細胞体
（白色）白質：情報を伝える軸索

@ryoko_PT

循環器

"循環器の学習は「血液の流れ」をイメージすることがポイントです．どこの構造を，どのような順序で流れるのか．基本から学んでいきましょう"

はい．ということで，今回は循環器の講義をさせていただきます．当然ながら，臨床場面においても非常に重要な項目ですね．あとやはり，循環器を理解するためには解剖学だけではなく，生理学も合わせて理解する必要があります．なのでStay's Anatomyではあるんですが，生理学の内容も加えて講義したいと思います．

もちろん，循環器は国家試験の出題率も高い領域です．出題のポイントもたくさん説明するので，しっかりとメモをしながら聞いてくださいね．

骨格筋，平滑筋，そして心筋

まず心臓の構成についてなんですが，心臓はね，ご存知とおり**筋肉**によって構成されてます．筋にはどういったものがあるかというとですね，こちらの図をご覧ください．

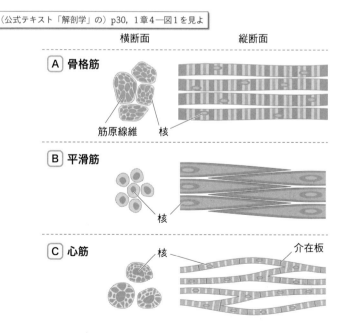

（公式テキスト「解剖学」の）p30，1章4—図1を見よ

横断面　　　　　　　縦断面

A 骨格筋

筋原線維　核

B 平滑筋

核

C 心筋　　　　核　　　　　　　　介在板

向かって1番上から，骨格筋，平滑筋，心筋と3種類があります．**骨格筋**とは何かというと，いわゆる一般的な筋肉が骨格筋ですね．上腕二頭筋とか僧帽筋とか，また骨格筋は自分の意思で収縮させることができるため，**随意筋**とも呼ばれています．あと骨格筋にはもう1個別名があって，横縞の構造があるので**横紋筋**とも呼ばれています．図の縞模様を確認してください．縦縞……にも見える気がしますが，横縞なので横紋筋です．

次に**平滑筋**についてですが，これはご存知の通り，主に消化管や気管，尿管などの臓器系を構築しています．当たり前なんですが，消化器や呼吸器は眠っている間も常に動いてくれています．ちょっと気を抜いたら消化器が止まった，なんてことになったら大変ですよね．だから無意識でも働いてくれるので，**不随意筋**とも呼ばれています．

じゃあ本日のメインテーマ，心臓の筋肉は？ 心臓を構成する筋肉は，**心筋**と呼ばれています．骨格筋のような横紋構造を持ち，かつ平滑筋のように不随意的に働き続けてくれる．これが心筋です．ここまではOKかなと思うんです．

ただ，ちょっと勉強している学生さんでも間違えてしまうポイントが，ここにはあるんです．心筋はさらに，2種類に分かれるんですよ．直近の国家試験でもこの点が出題されているので，しっかりと整理して覚えましょうね．最初にも言いましたけど，国家試験のポイントを今日はたくさん説明するのでガンガン，メモしてくださいね．もしだったら，テキストの余白にも，どんどん書き込んでください．では続きを説明しますね．

心筋は2つに分かれる

ちょっと勉強してる学生さんでも，心筋がさらに2つに分かれてるということをけっこう忘れがちなんですよね．心筋は固有心筋と特殊心筋に分かれます．まず**固有心筋**から説明しますね．固有心筋とは何かというと，いわゆる

心臓の壁，左心室とか右心室とか，そういう壁を作ってる筋肉は固有心筋です．

では**特殊心筋**とは何か，というところがポイントです．心臓は全身に血液を送り出すわけだから，とにかく**止まっちゃいけない**わけですよ．もし，止まっちゃったら大変でしょ．ですから，非常に「特殊」な機能を持っているんです．

基本的に骨格筋や心臓以外の臓器は，活動電位の働きによって収縮しています．ですが心臓に関しては，自分自身で活動電位を起こすことができる，そんな特殊な構造を持っています．それが何かというと，いわゆる**刺激伝導系**です．

p235，5章—図7を見よ

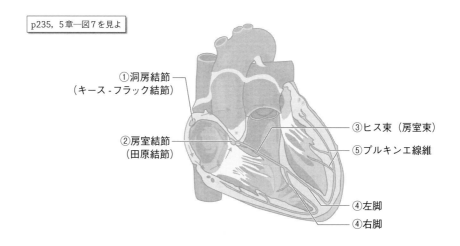

①洞房結節
（キース‐フラック結節）

②房室結節
（田原結節）

③ヒス束（房室束）

⑤プルキンエ線維

④左脚

④右脚

刺激伝導系って1年生のときに，勉強しましたよね．あの刺激伝導系がすなわち，特殊心筋なんです．刺激伝導系って自分で活動電位を起こすわけだから，めちゃくちゃ特殊ですよね．だから特殊心筋とも呼ばれているんです．この固有心筋と特殊心筋．両方を正しく理解しているかを問うような国家試験問題も多くなっています．単に「心筋」と覚えるだけではなく，2種類あることを覚えておいてください．

心臓の重さは200〜300グラム

では心臓の基本中の基本から，講義していきますよ．みなさん心臓の重さは
だいたい何グラムだと思いますか．この重さも国家試験には非常によく出題
されます．みなさんメモの準備はいいですか．

心臓の重さは200〜300グラムです．国家試験でどういうふうに出題される
かというと，例えば「心臓の重さは305グラムである」なんてカタチで出さ
れることはありません．

例えばみなさんはいま，わたしのことを小さなモニターで見ていますよね．
実は，わたしはだいたい身長185センチ，体重90キロ近い大男なんです．モ
ニターで見るより，けっこう大柄でしょ．わたしの心臓だったらどうでしょ
う，350グラムくらいあってもおかしくなさそうですよね．だから基準値を
求めるような国家試験の問題は，ギリギリな数字では出題されません．なの
で国家試験には「心臓の重さは500グラムである」と出題されることが多い
です．

心臓の重さと大きさについては，「握り拳くらいの大きさ」と記述する教科書
が多いです．みなさんの**握り拳**，どのくらいの大きさでしょうか．自分の手
の重さを測るのは難しいですが，500グラムはないですよね．わたしの手だ
とありそうに見える？ごめんなさい，混乱しないでね．ということで，心臓
の重さは200〜300グラム．こういったポイントも，しっかり押さえてくだ
さいね．

「円錐形のルール」を覚えよう

心臓の構造を見てもらいたいんですが，心臓ってどんなカタチに見えますか．いま，ちょっとホワイトボードに描いてみますね．

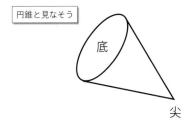

円錐と見なそう

底

尖

まずこの図形，底辺が平らで尖端が尖ってる，このカタチを**円錐**といいますよね．心臓ってよく見ると，この円錐を逆さまにしたカタチに見えませんか．ちょっと見えない？　無理がある？　いやいやそう思ってください．実は解剖学では円錐に見える構造の場合は底辺には底，尖端には尖という名前が付くことが多いんです．名前の付けられ方のルール，覚えておくと本当に便利なんですよ．

これをふまえたうえでもう1回，心臓の図を見てみましょう，円錐を逆さまにした形状に見えるので心臓の上部は**心底**，心臓の下方にある尖端部には**心尖**という名前が付いています．

p230，5章—図4Aを見よ

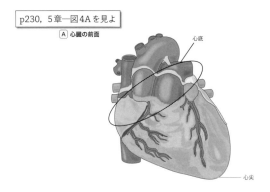

A 心臓の前面

心底

心尖

上面だけど心底，下方の尖端が心尖．この「円錐形ルール」は，ぜひ覚えて
もらいたいんです．なんでかというと，実は円錐形に見える構造物って他に
も何種類もあるんです．例えば**胃**．今日は循環器の講義ではありますが，
ちょっと胃の構造を見てみましょう．

p272，7章—図14を見よ

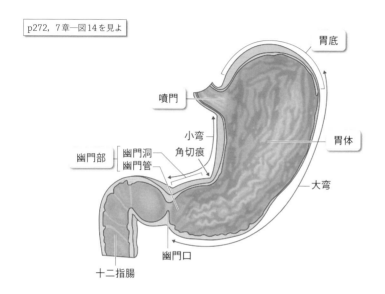

どうですか．胃も円錐をひっくり返したカタチに見えませんか．やっぱり，
無理がある？個人的には，心臓よりは円錐に見えるかなと思います．だから
胃の上面は胃底という名称が与えられています．なので国家試験にも，

「胃の上部は胃底である，○か×か」

なんて問題がよく出題されるんです．でも「胃の上部に底という名称がつく
わけはない」と思って，×をつけてしまう学生さんが多いんですよね．でも
もちろん，そうじゃない．「円錐形のルール」通り，胃の上面は胃底という名
称がつくわけです．ただ，胃の下方の尖端部については「胃尖」ではなくて，
幽門という名称になっています．ここだけはちょっと例外的なんです．ちな
みに円錐状に見える構造物は，他にもたくさんありますよ．例えば膝蓋骨．

これも円錐を逆さまにしたカタチに見えるので上面を膝蓋骨底，下面を膝蓋骨尖といいます．仙骨もそうです，円錐を逆さまにしたカタチに見えるので，仙骨底，仙骨尖という名称です．「円錐形のルール」は本当に便利なので，しっかりと覚えてください．

栄養血管とバイトのまかない

次は心臓の外形を見ていきましょう．左右の2つの心房と2つの心室，4つの部屋があって，その表面にはさまざまな脈管が分布しています．ここでみてもらいたいのは**冠状動脈**という脈管です．

p230，5章—図4を再び見よ

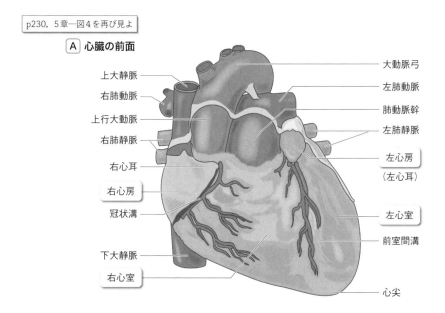

A 心臓の前面

上大静脈
右肺動脈
上行大動脈
右肺静脈
右心耳
右心房
冠状溝
下大静脈
右心室

大動脈弓
左肺動脈
肺動脈幹
左肺静脈
左心房
（左心耳）
左心室
前室間溝
心尖

冠状動脈は何かというと，心臓自体を栄養する脈管です．それをふまえ，国家試験にはこんな問題が出題されます．

「冠状動脈は心臓の栄養血管である．○か×か」

さぁまず，栄養血管とは何でしょうか．また栄養血管と合わせて，機能血管という単語も復習しましょう．こんな問題も見たことがあると思うんです．

「肺動脈は肺の機能血管である．○か×か」
「固有肝動脈は肝臓の栄養血管である．○か×か」

こんな問題が出ると，ん？って悩む学生さん，多いんじゃないかな？ 絶対，こんな問題見たことありますよね．

この**機能血管**と**栄養血管**の定義，意外にちゃんと記載している本は少ないんですよね．機能っていうのは「はたらき」という意味ですよね．栄養はもちろん，そのままの意味．ということは<u>「はたらき」としての血管が機能血管，「えいよう」のための血管が栄養血管</u>ということになるわけです．

ところでみなさん，アルバイトはしたことありますか．わたしもこう見えて，若い頃は飲食店でアルバイトをしていました．居酒屋さんのカウンターでお刺身を切ったり，盛り合わせを作ったりもしていたんですよ．例えばね，マグロのお刺身のオーダーが入って，それをお客さんのところに持っていくとしましょう．飲食店で出すマグロなんだから，もちろん食べれば美味しいわけです．でも，お客さんのところに行く前に一切れ隠れて食べたら，めちゃくちゃ怒られますよね．どんなにお腹が空いていても，お客さんに出すマグロは食べちゃいけないんです．「料理を運ぶ」ことが，アルバイトの仕事なんですから．

血液が出入りする臓器って，けっこう多いですよね．今日のテーマの心臓もそうでしょ，あと肺や肝臓も同様です．もちろん血液はただ通過するだけではなく，各臓器によって異なるさまざまな仕事を血液に対して行っています．つまり，「仕事として血液を扱う血管」を機能血管と呼ぶんです．

これだけ頑張って働く臓器も，働き続けるためには栄養が必要となります．

では臓器は何から栄養を得ているかというと，当然ながら動脈血です．でも
これらの臓器って，本当に真面目なんですよ．だってあんなにたくさん動脈
血を仕事として扱っているのに，そこには手を付けないんですよね．

ちなみにまた，飲食店のアルバイトの話に戻しましょう．飲食店でアルバイ
トしているときのご飯って，何て言うか知っていますか．「まかない」って言
うんです．どんなにお腹が減っても，お客さんに出す料理を食べちゃダメな
んです．また別で，自分たちのご飯があるわけなんですよ．それが「まかな
い」です．実は臓器も同様で，「自分自身を栄養する血管」を持っています．
もちろん，それが栄養血管ということなんです．

臓器って本当に真面目ですよね．わたしのアルバイト時代の真面目さを，つ
いつい思い出してしまいますね．ということで機能血管と栄養血管．わから
なかったという人や，意外に初めてちゃんと違いを聞いたという人もいるか
もしれません．この区分ってすごく出るので，要注意ですよ．

ということで心臓の栄養血管がもちろん，冠状動脈．「冠状に分布している」
というのが語源で，ちょうど心臓の上部を前面から後面に向かってグルっと
取り込むように走行しています．では心臓の機能血管は何なのか．これは
ちょっと解釈が難しいですね．心臓自体がポンプとしての役割を持っている
ので，全体が機能血管だと理解していただいてけっこうです．なので心臓に
関しては栄養血管が冠状動脈，機能血管は心臓全体となるわけです．あ，あ
と肺と肝臓の問題の解答，あれは両方とも○です．その理由は，次の項目で
話をしましょう．

肺動脈，肺静脈

点数取れるポイントはやっぱり大事．なので肺動脈と肺静脈の話をしましょ
う．では，まず問題です．

「肺の栄養血管は肺動脈である．○か×か」

さあどちらでしょう．肺動脈っていかにも栄養しそうな名前ですけど，肺の栄養血管は気管支動脈なんです．肺動脈というのは，心臓から肺へ静脈血を運ぶ脈管なんです．んん？なんで「肺動脈」なのに静脈血？と思いますよね．この点は非常に重要なので，後からも話をしたいと思います．肺に関しては，<u>栄養血管が気管支動脈．機能血管が肺動脈</u>です．

次は肝臓の機能血管と栄養血管について，です．肝臓は<u>栄養血管が固有肝動脈，機能血管が門脈</u>です．機能血管 or 栄養血管を問う問題は，けっこうよく出るんですよ．だからいまの話をしっかり整理して，覚えてください．よろしいですか．実は，血液が出入りするにもかかわらず，機能血管と栄養血管が分かれていない臓器もあるんです．それが腎臓です．当然，尿は血液をろ過して作られていますが，腎臓には機能血管と栄養血管はないんです．居酒屋のアルバイトだったら，お客さんに出すお刺身を食べ放題みたいな状態ですね．あ，ここは冗談ですよ．ということで次に進みたいと思います．

心臓の位置

心臓について覚えるポイントは，もうちょっとあるんです．では問題ですが，

「心臓は胸のどこにあるでしょうか」

拍動は胸の左で触れれるから，心臓の位置も左？でもそうではなく，胸の**真ん中**に位置しています．でもわたしたちは，心臓の拍動を胸の左で触れることができますよね．それは心臓の尖端，すなわち心尖が胸壁の後面・左側に触れているからなんです．この拍動を触れる位置を，**心尖拍動**（しんせんはくどう）といいます．では心尖拍動の場所を言いますね，メモの準備はいいですか．

場所は<u>左の第 5 肋間．正中線から 7 〜 9 cm くらい左側の領域</u>で触れることが

できます．しっかりと自分でも触って，位置を覚えてくださいね．

では，わたしのスマホを心臓だとしましょう．心臓は**左前下方**に向かって，傾いています．だから，その傾きをスマホで示すのであれば，こういう向きです．

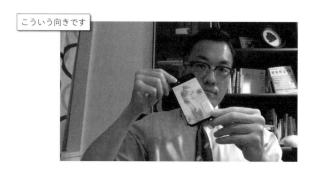
こういう向きです

もう一度，やりますね．スマホの中心に串を刺したとしましょう．

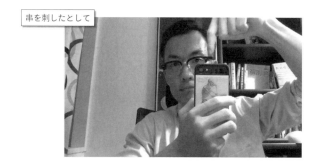
串を刺したとして

この串を左，前，下方へと傾ける．こういうアングルです．

左，前，下方

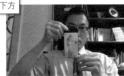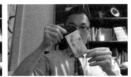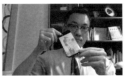

いま，スマホに串を刺した設定で，傾きを説明しましたよね．心臓の傾きも，心臓の中心を通る軸をイメージして考えましょう．ちなみに心臓の中心を通る軸を，**心軸**といいます．心軸が左・前・下方にクックックッと傾くわけです．これをふまえ，国家試験では

「心軸は左前下方を向いている．○か×か」

というカタチで出題されるわけです．では復習しますよ．心尖拍動の位置は左の第5肋間．心軸は左前下方に傾いている．この2点はポイントですよ．心尖拍動だけで2つですからね．ちゃんと覚えておきましょう．

ペースメーカーになるのは

では次に，**刺激伝導系**の話をしたいと思います．非常に重要なポイントが盛りだくさんな項目です．メモなどの準備は大丈夫ですか．

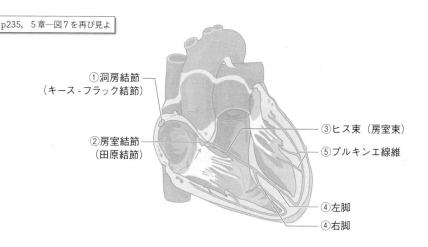

p235，5章—図7を再び見よ

① 洞房結節
（キース - フラック結節）

② 房室結節
（田原結節）

③ ヒス束（房室束）

⑤ プルキンエ線維

④ 左脚

④ 右脚

刺激伝導系は先ほども言った通り，**特殊心筋**と同義でした．自分で活動電位を起こすことができる，非常に特殊な心筋が特殊心筋でしたよね．刺激伝導系の電気的興奮がどこから始まるかというと，上大静脈と右心房の境にある**洞房結節**です．ちなみに洞房結節は別名，**キース・フラック結節**もしくは**洞結節**と呼ばれています．そして**房室結節（田原結節）**，ヒス束と伝導し，心室に入ってから**左脚と右脚**に分かれ，左心室と右心室の**プルキンエ線維**へと伝わっていきます．この活動電位の流れる順は，心電図を見るうえでも非常に重要ですね．心電図の講義も後日[*1]に開催しますので，楽しみにしていてくださいね．ちなみに刺激伝導系に関する国家試験問題で，

「以下のうち，刺激伝導系ではないものはどれか」

の選択肢に固有心筋，特殊心筋，洞房結節などの語彙が入っていたことがありました．もちろん洞房結節は刺激伝導系で，特殊心筋＝刺激伝導系でしたよね．ということで答えは，固有心筋となるわけです．心筋の2種類の違いを理解したうえで，刺激伝導系の名称を正確に覚えましょう．

あと刺激伝導系の問題で多いのが，洞房結節と房室結節の入れ替え問題．や

*1　本書では第4講 p.141～

はり名前が似ているので，この2つの入れ替え問題が本当に多く出題されます．以前にもStay's Anatomyに参加した人には説明したかと思いますが，国家試験の出題形式は記述式ではなく選択問題．だからこそ，一文字違いの単語を入れ替えるような問題が多く出題されるんです．こういった名前のよく似た構造物は，注意深く勉強していきましょう．ということで国家試験では，

「房室結節はペースメーカーである．○か×か」

なんて問題が出るわけです．もちろん，洞房結節がペースメーカーなので答えは×です．また，

「左心房に洞房結節はある．○か×か」

という問題も出題されますが，これは左右の入れ替え問題．右心房が正解ですし，心房・心室の入れ替え問題としても出る場合があるので気をつけてください．あと，

「房室結節は心室中隔にある．○か×か」

これは心室中隔ではなく，心房中隔が正解ですね．こんなパターンでも出題されるので，整理して覚えましょう．

心電図の波形とは

洞房結節から始まって房室結節，ヒス束，左脚，右脚，プルキンエ線維．活動電位が流れる順番については理解してくれたかなと思います．この流れを波形にしたのが心電図です．みなさんのなかでも心電図が苦手な人，本当に多いと思います．

では心電図の基本波形について，説明をしましょう．みなさんも幾度となく

目にしたであろう，この波形.

p236，5章-図 心電図と刺激伝導系の関係

洞房結節
房室結節
電気的心軸

R

1 mV

P

T

Q S

PQ QRS ST

QT

この波形が乱れたものが**不整脈**と呼ばれるわけです. 各波形が何を示すのか，整理したいと思います.

P波とは，最初に起こる小さな波形で，心房の興奮（脱分極）を示す.

QRS群[*1]とは，P波の後で上下に大きく揺れる波形で，心室の興奮（脱分極）を示す.

T波とは，心室が興奮から回復する時期（再分極）を示す.

[*1] 臨床場面ではQRS波と呼ばれます

この波形が教科書通りに繰り返されることを，**洞調律**といいます．この洞調律という名称，気をつけてくださいね．どうしても「不整脈の一種？」と覚えてしまう学生さんもいるようです．洞調律って，「普通の波形」って意味ですよ．

当然ながら洞調律は，洞房結節から始まります．なぜかと言うと，<u>洞房結節がペースメーカー（歩調とり）だから</u>です．ペースメーカーというのは，**心臓の自動性の源**になっているという意味です．じゃあ活動電位は洞房結節した起こせないの？というと，それは違います．房室結節もヒス束も左脚・右脚もプルキンエ線維も，すべてが特殊心筋でしたよね．特殊心筋はなぜ，特殊なのか．もちろん，活動電位を起こすことができるからこそ特殊なわけです．ということは，他の部位でも，活動電位は起こせるんです．つまり，<u>正常な状態では自動性の源になるのは洞房結節ですが，異常が起こった場合には他の特殊心筋だって源になることができる</u>．もちろん，波形は乱れますよ．でも止まるより，いいですもんね．それが，不整脈が起こる機序ということです．

心電図については，今日はここまでにしておきましょう．具体的にどのように変化するのかについては，いずれStay's Anatomy心電図編[1]で解説したいと思います．さぁ次は，冠状動脈について講義をしていきますよ．

---

* 1 p.155参照

冠状動脈をもっと詳しく

左右の**冠状動脈**はどこから起こっているのでようか．これ，なかなかわかりにくいんですよね．（上行）**大動脈の根元**から起こってるんですよ．本当にすぐ根元．

この点についても国家試験には出題されますが，「大動脈のすぐ根元から起こる」という言い方で出ることはありません．実際には冠状動脈は大動脈の基部から起こるという表現になるので，しっかりと覚えておいてください．根元＝基部ですよ．

p237，5章—図8を見よ

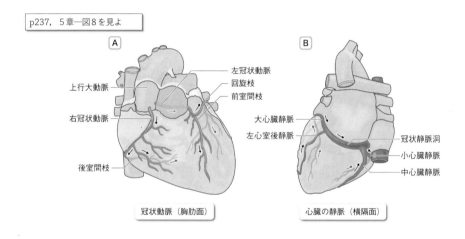

A

上行大動脈
右冠状動脈
後室間枝

左冠状動脈
回旋枝
前室間枝

冠状動脈（胸肋面）

B

大心臓静脈
左心室後静脈

冠状静脈洞
小心臓静脈
中心臓静脈

心臓の静脈（横隔面）

基部から起こった後，左右の冠状動脈は王様の冠のように，心臓の前面から後面に向かってグルッと走行します．ではまず，右冠状動脈から説明しますね．右冠状動脈は大動脈の基部から起こった後に，後面へと回り込むように走行します．そして後面に達すると**後室間枝**と名前を変え，心尖へと向かっていきます．

次は左冠状動脈です．右冠状動脈と同様に大動脈の基部から起こり，そのあと2本の枝に分かれます．心臓の前面を下行する枝が**前室間枝（前下行枝）**，

後面へと回りこむ枝が**回旋枝**です．ここで，左右の冠状動脈が栄養している領域についてまとめてみましょう．

右冠状動脈とは，右心房，右心室，<u>左心室の下部</u>，心室中隔の後 1/3

左冠状動脈とは，左心房，左心室，<u>右心室の一部</u>，心室中隔の前 2/3

先ほどの栄養の領域を見て，<u>右冠状動脈が左心室，左冠状動脈が右心室を栄養</u>することに疑問をもった人もいるかと思います．左右の冠状動脈は心尖の先で吻合しているため，こういった分布になるわけです．

では次に左心室と右心室．壁が厚いのはどちらでしょうか．答えは左心室．<u>左心室のほうが圧倒的に厚い</u>んです．あとから循環の話もしますが，右心室は肺まで血液を送るのに対し，左心室は全身に向かって血液を拍出しています．そりゃあ発達しますよね．だから分布する血管の枝も，多くなるわけです．

あともう1点，冠状動脈について説明します．右冠状動脈は後室間枝，左冠状動脈は前室間枝と回旋枝に分岐．ここまでは大丈夫ですか．少しややこしく聞こえるかもしれませんが左冠状動脈の枝のうち，<u>前室間枝は前の枝，回旋枝は後の枝</u>とも言えますよね．なので，前室間枝を左冠状動脈の**前枝**，後室間枝を左冠状動脈の**後枝**と呼ぶわけです．前室間枝と後室間枝，左冠状動脈の前枝と後枝．さぁ，ここまでを整理しましょうか．

右冠状動脈は**後室間枝**になるんでした．左冠状動脈の枝のうち，**前面**に下りるのが**前室間枝**で後面に回りこむのが**回旋枝**．次は左冠状動脈の別名です．前室間枝が**前枝**で，回旋枝が**後枝**．大丈夫でしょうか．なかなか複雑ですよね．複雑だからこそ，国家試験にもよく出題されるのでしっかりと覚えてください．ちょっと気分転換に背伸びをしたら，次にいきましょう．

循環動態

循環器もいよいよ，後半戦です．心臓の４つの部屋と循環動態について説明します．

当然ながら心臓には全身からの静脈血が集まり，それを肺へ送り，静脈血を動脈血に変えて，それがまた心臓へと戻って，そして全身へと動脈血を送るわけですよね．今日はこの流れをもっと深く，正確に言えるようになりましょう．

この流れについては，ぜひぜひぜひぜひぜひぜひ今日で覚えてしまいましょう．なぜかというと，この流れの理解は，臨床的にも国家試験的にも本当に重要だからです．国家試験だけに着目しても解剖学のみではなく，生理学や運動学，内科学，病理学，循環器の理学療法などの理解につながります．

みなさん，効率のよい勉強をしたいと思いませんか．そんなことないですか．この循環動態の理解が深まると，本当に成績が上がりますよ．ここから先に言う内容は，**全部暗記！**です．でもいきなり全部の暗記は難しいので，レベルを３段階に分けて学習していきましょう．レベル１からレベル３に向けて少しずつ，知識を肉付けしていきますね．頑張ってついてきてくださいよ．

循環動態レベル１

まず，<u>上半身の静脈血は上大静脈，下半身の静脈血は下大静脈</u>によって右心房へと戻ってきます．本当はもう１つ，右心房に入る静脈はあるんですが，レベル１だから割愛しますね．

p232，５章―図5を見よ

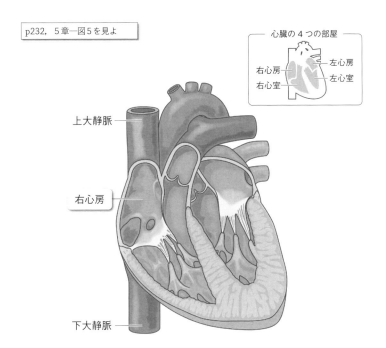

心臓の４つの部屋

右心房 ――― 左心房
右心室 ――― 左心室

上大静脈 ―――

右心房

下大静脈 ―――

これは静脈のルールなんですが，原則的には心臓より上の静脈血は上大静脈，下の静脈血は下大静脈によって右心房へと戻らなくてはならない．でも，実はこのルールを破る静脈があるんです．<u>心臓よりも下から上がってくるのに心臓には入らないで上大静脈へと入り，そして心臓へと戻る</u>．静脈のルールを破るなんて，なんとも奇妙な静脈ですよね．だからその名も**奇静脈**．

p245，5章—図14を見よ

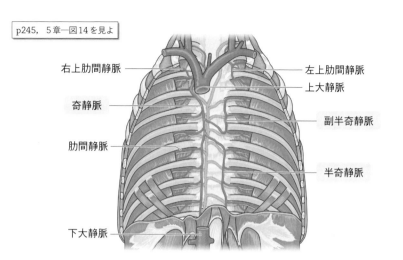

右上肋間静脈

左上肋間静脈

上大静脈

奇静脈

副半奇静脈

肋間静脈

半奇静脈

下大静脈

これ，実は正しい語源ではないのですが，まぁそれは置いておいて覚え方の
エピソードとして理解してくださいね．ちなみに奇静脈の流入の仕方は，こ
んな感じで国家試験に出題されます．

「奇静脈は上大静脈に流入する．○か×か」

ちょっと文章を読んだだけでは理解に悩む人も多いかもしれませんが，意味
がわかりましたか．では，話を循環動態に戻しましょう．

静脈血は**上大静脈**と**下大静脈**によって，**右心房**に入ります．その後，静脈血
は**右心室**へと向かいます．次に右心室から**肺**へと送り出され，肺から戻って
きた動脈血は**左心房**へ向かいます．次は左心房から**左心室**へ．そして，左心
室から全身へと送り出されます．これがレベル1．一番簡単．ではレベル2
にいきますよ．

循環動態レベル2

次はレベル2です．先ほどより，もう1段階難しくします．では，いきます
よ．右心房には上大静脈と下大静脈，あと**冠状静脈洞**が開口します．さぁ，
何が1つ増えましたか？ もちろん増えたのは，冠状静脈洞ですよね．冠状静
脈洞は，冠状動脈によって分布した心臓壁からの静脈血を集めるルートです．
ちなみに図の**冠状静脈口**は，冠状静脈洞の開口部です．

p232, 5章—図5を再び見よ

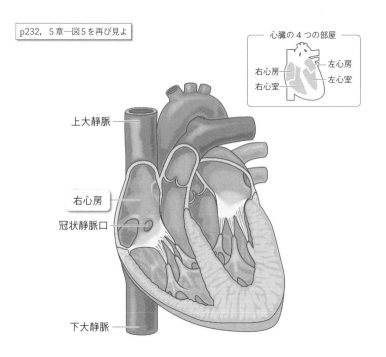

次に静脈血は，**右房室弁**を通過して右心室に入ります．その後に**肺動脈**と通っ
て肺に行きます．肺で動脈血となった後に，肺静脈を通って左心房に入りま
す．左心房から**左房室弁**を通って，左心室．そして左心室から**上行大動脈**へ
と入って全身に流れます．これがレベル2です．

さぁここでみなさん，疑問に思ったことはないですか．その疑問，国家試験
でも非常に出題率の高いポイントなんです．いいですか，

「右心室から静脈血を肺に送る脈管の名前は何でしょう．」

全身から帰ってきた静脈血は，右心房から右心室へと入りますよね．その後に肺へ静脈血を送る脈管の名前は，肺動脈なんです．普通に考えれば，動脈血が通る脈管の名前は「動脈」が付くはずですよね．また，静脈血が通る脈管の名称には「静脈」が付くはずです．ですが心臓と肺のあいだでは，静脈血を送るのが肺動脈で，動脈血を戻すのが肺静脈なんです．一見，逆転しているように思えますよね．でもこれには，ちゃんとした理由があるんです．実は脈管の名称は，心室によってギュッと絞り出された直後のものには動脈と名前を付けなくてはいけないんです．もちろん，通過するものが静脈血であってもです．

左心室から拍出された動脈血は，全身へと向かいます．これは先ほどルール通りなので，すべて名称は～動脈となるわけです．ですが問題は，右心室から拍出された後の脈管．ここは静脈血が通過しているんですがルールに従わなければならないので，名称が肺動脈となるわけです．

何度も繰り返していいますが，国家試験で気をつけるのは一文字違い．だから肺動脈と肺静脈の入れ替え問題は，本当に出題率が高いんです．ということで動脈と静脈の名前のルール，絶対に覚えてください．いいですか．

循環動態レベル3

循環動態のステップ，レベル3に入りましょう．一番難しいですよ．いいですか？

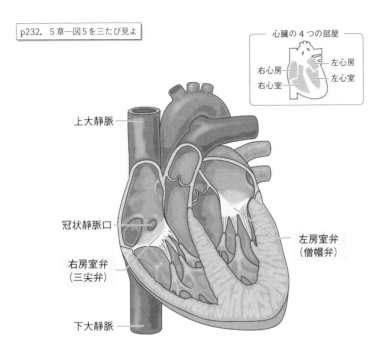

p232，5章—図5を三たび見よ

心臓の4つの部屋

右心房
左心房
右心室
左心室

上大静脈

冠状静脈口

右房室弁
（三尖弁）

左房室弁
（僧帽弁）

下大静脈

右心房に上大静脈，下大静脈，冠状静脈洞が開口します．次に右房室弁．別名，**三尖弁**を通過します．ここは弁のふたが3枚蓋だから，三尖弁と呼ばれています．右心室に入った後に**肺動脈弁**を通って肺動脈を通過します．ここの名称は大丈夫ですよね．肺で動脈血になった後に肺静脈を通過して左心房へ．その後に左房室弁，別名が**僧帽弁**ないし**二尖弁**を通過して左心室へ．ここは蓋が二枚蓋だから，二尖弁と呼ばれています．ちなみに他の心臓の弁は，すべて三枚蓋なことも覚えておいてください．その後に**大動脈弁**を通過して，上行大動脈へと入ります．

上・下大静脈，冠状静脈洞 → 右心房 →（右房室弁）→ 右心室 →（肺動脈弁）→ 肺 → 左心房 →（左房室弁）→ 左心室 →（大動脈弁）→ 上行大動脈

さぁみなさん，わかったかな？ ではこの表を見ながら，声を出しながら復習しますよ．

右房室に上大静脈，下大静脈，冠状静脈洞．はいっ！

右房室弁，別名 三尖弁を通過して，右心室．はいっ！

肺動脈弁と肺動脈を通過して肺．はいっ！

肺から肺静脈を通過して左心房．はいっ！

左房室弁，別名 僧帽弁・二尖弁を通過して左心室．はいっ！

大動脈弁を通過して，上行大動脈，はいっ！

ちゃんと言えましたか？ 少しややこしいかもしれませんが，肺静脈弁というものはないので注意してくださいね．では次に入りましょう．

大循環と小循環

さあここで循環のルートを振り返りましょう．改めて考えてみると，循環のルートは右心室から肺を経由して左心房へ帰ってくるルートと，左心室から全身を経て右心房へと帰ってくるルートの2つに区分されます．じゃあこの2つを比べると，どちらの方が大きいルートでしょうか．小さいでしょうか．

p226，5章—図1を見よ

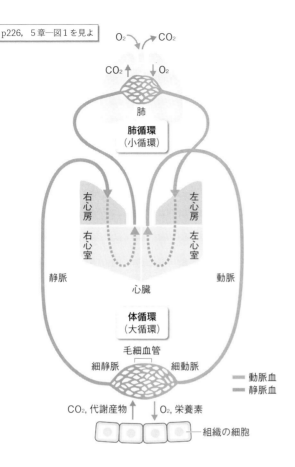

右心室から肺を経由して左心房へと戻るルートのほうが，小さいのがわかりますか．だって，心臓と肺の位置を見てください．ほら，すぐ隣同士じゃないですか．だから距離としては，めちゃくちゃ近いんですよ．一方の，左心室から全身を経て右心房へと戻るルート．こちらは当然，全身を巡るんだからめちゃくちゃ大きいんですよ．ということでルート的に，大きいものと小さいものがあることがわかりました．だから，右心室から肺を経由して左心房へと戻るルートは，小さいルートだから**小循環**．左心室から全身を経て右心房へと戻るルートは，大きいルートだから**大循環**，というわけです．また，小循環は肺を経由するから**肺循環**，大循環は全身を経由するから**体循環**と呼ばれています．

小循環と肺循環, 大循環と体循環の区分は理解できたでしょうか. 循環動態
の際にも言いましたが, この2つの流れは絶対に覚えて欲しいんです. これ
がわからないと, 血圧や循環器疾患の話が理解できないですからね. しっか
リと間違えないで覚えてください. よろしいでしょうか.

冠状動脈に血液が流入するのは？

次は上行大動脈の基部から起こる, 左右の冠状動脈. この話を少しだけ掘り
下げましょう. これから言う話はなかなかの頻度で国家試験で出題されます
し, ちょっと独学では理解しにくい点だと思います. では, 問題を出します
よ.

「冠状動脈に血液が流入するのは, 心室の収縮期である. ○か×か」

さぁ, 答えはどちらでしょうか. この問題はちょっと難しいですよね. 答え
は×なんです. 普通に考えれば, 動脈に動脈血が流れ込むのは心室の収縮期
ですよね. でも, 冠状動脈に動脈血が流入するのは, 心室の拡張期なんです.
これ, ちゃんと今の時点で説明できたら, 大したもんだと思いますよ. なぜ
心室がギュッと収縮した収縮期ではなく, 心室がフワッと緩んだ拡張期に動
脈血が流入するのか. この理由を説明しますね. ではこちらの図を見てくだ
さい.

p239，5章—図10を見よ

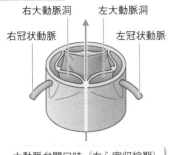

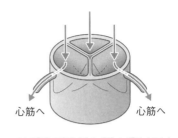

右大動脈洞　左大動脈洞

右冠状動脈　左冠状動脈

心筋へ　　　心筋へ

大動脈弁開口時（左心室収縮期）　　　大動脈弁閉鎖時（左心室拡張期）

これは，上行大動脈の起始部と左右の冠状動脈の関係を示した図です．ちなみに上行大動脈の起始部は，**大動脈洞**と呼ばれています．左右の図の違いが何かというと，左は左心室の収縮期，右は左心室の拡張期の図となっています．ちなみに蓋は何枚蓋ですか．大動脈弁が3枚蓋であることも，確認しておいてくださいね．では，本題に入りましょう．

まずは左の心室収縮期の図．ギュッと絞られた血液は，大動脈弁を通過して上方へと押し出されます．このときに血液は左右の冠状動脈へは入らず，素通りします．次は右の心室拡張期の図を見てみましょう．拡張期に生じる陰圧によって，血液は少しだけ引き戻されます．このときの陰圧を利用して，左右の冠状動脈に血液がシュッと入るんです．この図の矢印，とても大事なのでよく見てくださいね．

もう一度，復習しましょう．心室が収縮した際には，動脈血はまっすぐ上方へと向かいます．このときに冠状動脈は素通りです．ですが，心室の拡張期．心室が開いた際の陰圧による逆流を利用し，冠状動脈に血液が流入します．こういった仕組みになっているんです．他の脈管は原則的に収縮期に血液が流入するのに対し，冠状動脈は少し機序が違う．こういった点も国家試験に出題されますからね．丸暗記ではなく，しっかりと理屈で理解しておきましょう．

リンパ系の役割は免疫機能なのか

では，リンパ系の話をしたいと思います．リンパってそもそも，何なんでしょうか．ここは現職者でも，ちょっと間違えて覚えている人が多いかなと思います．

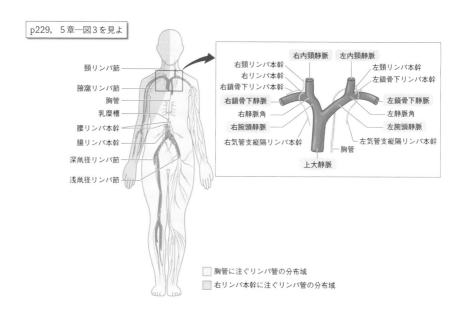

p229，5章—図3を見よ

頸リンパ節
腋窩リンパ節
胸管
乳糜槽
腰リンパ本幹
腸リンパ本幹
深鼠径リンパ節
浅鼠径リンパ節

右内頸静脈　左内頸静脈
右頸リンパ本幹
右リンパ本幹
右鎖骨下リンパ本幹
右鎖骨下静脈
右静脈角
右腕頭静脈
右気管支縦隔リンパ本幹
左頸リンパ本幹
左鎖骨下リンパ本幹
左鎖骨下静脈
左静脈角
左腕頭静脈
左気管支縦隔リンパ本幹
胸管
上大静脈

☐ 胸管に注ぐリンパ管の分布域
☐ 右リンパ本幹に注ぐリンパ管の分布域

循環動態の話の延長線上で，リンパとは何かを考えてみましょう．動脈血は左心室から出た後に，上行大動脈を通って全身へと向かいます．上行大動脈やその延長にある大動脈弓，胸大動脈などは非常に太いのですが，末梢へ向かう向かうに脈管は連れてどんどん細くなっていきます．ということで細くなって**細動脈**，そして**毛細血管**と呼ばれる領域に達します．

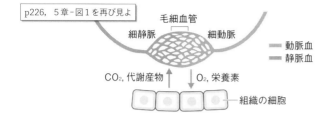

p226，5章-図1を再び見よ

毛細血管
細静脈　　　　　細動脈

動脈血
静脈血

CO₂, 代謝産物　　O₂, 栄養素

組織の細胞

毛細血管とは何かというと，細動脈と細静脈をつなぐ部分です．毛細血管は壁が非常に薄く，この薄さを利用して血液と組織のあいだで物質交換を行っています．ですが物質交換を行う際に，どうしても少しだけ液体が毛細血管の外に漏れ出てしまうんです．この漏れ出てしまう液体のことを，**組織液**もしくは**間質液**といいます．国家試験には組織液という名称で出ることが多いので，今日は組織液に統一しますね．この組織液とリンパ球という白血球の一緒を合わせたものを，リンパと呼ぶわけです．そして，そのリンパを回収するルートがリンパ系ということです．

ということでリンパ系を簡単に言うと，<u>主に漏れ出た間質液を回収してくるルート</u>ということです．気をつけてほしいんですが，リンパ＝免疫系と思ってる人，本当に多いんですよね．ここまでの話を聞いて，それはちょっと違うのかな？ と気付いてもらえましたでしょうか．リンパ系は最終的には，静脈へリンパを運びます．だから<u>リンパ系は，基本的には循環器系</u>なんです．リンパと免疫が，まったく関係がないわけではありません．ではなぜ，リンパ＝免疫系だと思ってしまうのでしょうか．

リンパ系の一部，特に頸部や四肢の付け根の領域に，1～30mmくらいの大きさの構造物があります．このソラマメ状の構造物はリンパ節と呼ばれ，<u>免疫系の機能を持っている</u>んです．ウイルスや細菌による感染により，「リンパ節が腫れる」とよく言いますよね．リンパ系は循環器系ではあるのですが，**リンパ節は免疫機能**を持っている．ここまでをもう1度，整理しましょうか．

リンパ系はあくまで循環器系の1つ．毛細血管から漏れ出た組織液と，白血

球の一部を回収するルートです．そのルートの途中に存在しているのが，リンパ節です．このリンパ節に関しては，免疫に関与しています．ということで，リンパ系とリンパ節の違いがわかったでしょうか．リンパ系全体が免疫に関わると思っている人，本当に多いので気をつけてください．それを踏まえ，こんな問題を解いてみましょう．

「小腸のパイエル板には，リンパ小節が集まっている．○か×か」

という問題を見ると「え？なんで小腸にリンパがあるの？」と思ってしまうかもしれませんが，リンパ小節も免疫系の1つ．リンパ系とは違いますので，要注意です．

脈管の名称の２つのルール

次に全身の脈管を見ていきましょう．最近の国家試験を見ると，動脈や静脈の名称もけっこう出題されています．なので主要な血管は全部，覚えなくてはいけないということです．

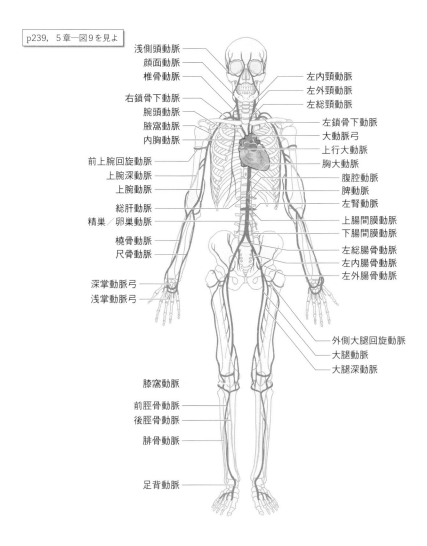

p239，5章—図9を見よ

浅側頭動脈
顔面動脈
椎骨動脈
右鎖骨下動脈
腕頭動脈
腋窩動脈
内胸動脈
前上腕回旋動脈
上腕深動脈
上腕動脈
総肝動脈
精巣／卵巣動脈
橈骨動脈
尺骨動脈
深掌動脈弓
浅掌動脈弓

左内頸動脈
左外頸動脈
左総頸動脈
左鎖骨下動脈
大動脈弓
上行大動脈
胸大動脈
腹腔動脈
脾動脈
左腎動脈
上腸間膜動脈
下腸間膜動脈
左総腸骨動脈
左内腸骨動脈
左外腸骨動脈

外側大腿回旋動脈
大腿動脈
大腿深動脈

膝窩動脈
前脛骨動脈
後脛骨動脈
腓骨動脈
足背動脈

では実際に脈管の名称を勉強していきますが，その前に２つのルールを覚え

てしまいましょう．実は脈管の名称の付けられ方には，2つのルールが存在しています．これ，なかなか教科書には載っていないのですが，覚えた方が絶対に学習効率があがります．

ではまず，1つ目のルール．1本の血管が真っ直ぐ走行した後に，2本の枝に分かれる．この枝分かれしたときに脈管の名称が変わります．例えば上腕動脈．上腕動脈は上腕二頭筋腱膜の下で，橈骨動脈と尺骨動脈に分かれます．ということで脈管は枝分かれした際に，その名称が変わります．医学的な名称ではないのですが，わたしはこれを「枝分かれルール」と呼んでいます．枝が分かれたときに，名前が変わるということですね．ちなみにこれは，神経も同様ですよね．坐骨神経も枝分かれした際に，総腓骨神経と脛骨神経に名称が変わります．

もう1つのルール．これも医学的な名称はありませんが，わたしは「チェックポイントルール」と呼んでいます．どういうことかと言うとですね．脈管には枝分かれをしなくても，チェックポイントとなる構造物を通過した際に名称が変わるものがあるんです．これがどういう意味なのか．鎖骨下動脈の例で説明したいと思います．

左手に沿って

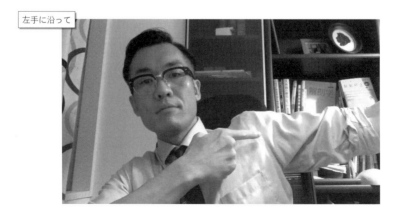

鎖骨下動脈は上肢に分布する動脈ですが，まっすぐ走行してきて第一肋骨の

外側縁を通過すると腋窩動脈に名前が変わります．また，腋窩動脈は大円筋の下縁を通過すると上腕動脈になるんです．つまり，鎖骨下動脈・腋窩動脈・上腕動脈は基本的には1本の動脈です．ですが第一肋骨や大円筋などのチェックポイントを通過すると，名称が変わるんです．そして先ほど言った通り，上腕動脈は枝分かれして，橈骨動脈と尺骨動脈になりますよね．つまり，この領域だけを見ても，「枝分かれルール」と「チェックポイントルール」が混在しているんです．こんなこと，なかなか教科書に書いてないんですよ．でも，覚えた方がよいという意味，わかりましたか？

循環動態で説明した，上行大動脈．上行大動脈は大動脈弓，胸大動脈，腹大動脈と続きますが，これも改めて考えれば「チェックポイントルール」ですよね．だから本当は，これらは1本の動脈です．そして腹大動脈は，左右の総腸骨動脈に分かれますよね．これはもちろん，枝分かれルール．ここでも，2つのルールが混在していることに注意しましょう．ちなみに神経の名称は「枝分かれルール」が中心で，原則的に「チェックポイントルール」はありません．

左右差の存在

では次に，頭頸部と上肢に向かう動脈の勉強をしましょう．わたしの真似をして，首のこの辺りを触ってみてください．

触知しよう

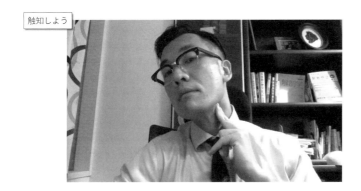

ちょうどここで拍動を感じますよね．これは**総頸動脈**の拍動です．ちゃんと触れることができますか？ 触れれなかったら，大変ですよ．すぐに病院に行ってね．あ，笑うところですよ．

頭頸部に向かう動脈は**総頸動脈**です．そして上肢に向かう動脈は，先ほども勉強した**鎖骨下動脈**です．鎖骨下動脈は「チェックポイントルール」と「枝分かれルール」を混在させながら，末梢へと向かって行くんでしたね．では総頸動脈と鎖骨下動脈が，どこから起こるのかを図で確認しましょう．

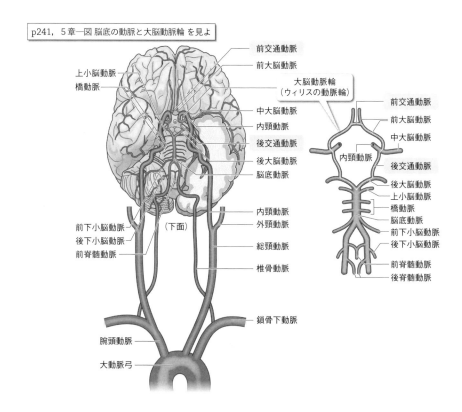

p241，5章—図 脳底の動脈と大脳動脈輪 を見よ

両方とも大動脈弓から起こっていますが，起こり方に左右差があるのはわかるでしょうか．左の総頸動脈と鎖骨下動脈は直接，大動脈弓から起こっているのに対し，右は共通の1本の動脈として起こってから分岐しています．こ

の右だけにある1本の動脈，当然ながら総頸動脈と鎖骨下動脈に分かれます．つまり頭と腕に行く動脈に枝分かれするわけです．なので，**腕頭動脈**という名称が付いています．今一度確認ですが，腕頭動脈は右にしかありません．左にはないので，左右差があるわけですよね．この左右差は国家試験によく出題されます．本当に出題率が高い領域ですね．では，どういうカタチで出題されるのか，解説しますね．例えば，

「以下のうち，大動脈弓から直接分岐をする枝は何か」
「以下のうち，大動脈弓から直接分岐をしない枝は何か」

こういった問題として出題されます．当然，直接分岐をするのは左の総頸動脈と鎖骨下動脈ですね．右については腕頭動脈を経て分岐するので，直接分岐するとは言えません．これだけの話ではあるのですが，図をちゃんと見ないで勉強する学生はこの問題をよく間違えます．腕頭動脈は右にしかない．しっかりと図と合わせて覚えてくださいね．ちなみに，腕頭静脈は左右に存在しています．左がないのは，腕頭動脈だけですよ．

ウィリスの動脈輪を一緒に描いてみよう

頭部に向かう総頸動脈の話をしました．脈管や神経には「総」という字がつくものとつかないものがありますね．これも学習のポイントなんですが「総」とつく脈管や神経は枝分かれすることが多いです．なので総頸動脈は**内頸動脈**と**外頸動脈**に分かれます．

p240，5章—図11を見よ

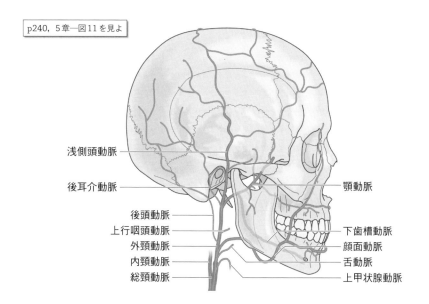

浅側頭動脈

後耳介動脈

後頭動脈
上行咽頭動脈
外頸動脈
内頸動脈
総頸動脈

顎動脈

下歯槽動脈
顔面動脈
舌動脈
上甲状腺動脈

では枝分かれした後の内頸動脈と外頸動脈．これは何に対して，内・外なのでしょうか．これににはちゃんと理由があります．頭蓋骨の中に入っていくのが内頸動脈で，外に向かっていくのが外頸動脈です．

ではみなさん，こめかみに手を当ててみてください．ちゃんと当てましたか？どうでしょう．動脈の拍動を感じますよね．これが**浅側頭動脈**です．国家試験に触知できる動脈は頻出されるので，しっかりと触って覚えてくださいね．いま触った浅側頭動脈は当然ながら，頭蓋骨の外にありますよね．だからこれは外頸動脈の枝となるわけです．先ほども言った通り，内頸動脈は頭蓋骨

の中に入っていきます．入った後にどうなるかというと，かの有名な**ウィリスの動脈輪**を形成するわけです．よろしいでしょうか．

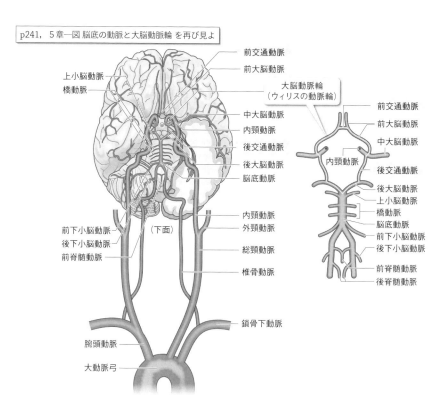

p241，5章一図 脳底の動脈と大脳動脈輪 を再び見よ

前交通動脈
前大脳動脈

上小脳動脈
橋動脈

大脳動脈輪
（ウィリスの動脈輪）

中大脳動脈
内頸動脈
後交通動脈
後大脳動脈
脳底動脈

前下小脳動脈
後下小脳動脈
前脊髄動脈

（下面）

内頸動脈
外頸動脈

総頸動脈

椎骨動脈

鎖骨下動脈

腕頭動脈
大動脈弓

前交通動脈
前大脳動脈
中大脳動脈
内頸動脈
後交通動脈
後大脳動脈
上小脳動脈
橋動脈
脳底動脈
前下小脳動脈
後下小脳動脈
前脊髄動脈
後脊髄動脈

ウィリス動脈輪は左右の**内頸動脈**と，鎖骨下動脈から分岐する左右の**椎骨動脈**によって形成されています．ではみなさん，一緒にウィリスの動脈輪を描いてみましょう．手元にルーズリーフなどはありますか．描くと一気に理解が深まるので，ぜひぜひ一緒に描きましょう．準備はよろしいでしょうか．

まずは内頸動脈．左右の内頸動脈はグッと上行していきます．

いっしょに描こう その1

その後，実際には**眼動脈**という枝を出した後にはあるんですが，前方[*1]に向かう**前大脳動脈**と側方に向かう**中大脳動脈**に分かれます．

いっしょに描こう その2

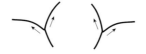

ということで1本の内頸動脈が2本に分かれました．ここまでは図に描けましたか．

では次は，**椎骨動脈**のルートを描きましょう．椎骨動脈はどこを通って上行するのでしょうか．椎骨動脈は**頸椎の横突孔**を通って，脳へと向かいます．頸椎の横突起には，横突孔という穴が空いているように見えます．実際には横突起と肋骨の遺残によって形成される穴ではあるのですが，今日はここは割愛したいと思います．みなさん，頸椎はいくつありますか．もちろん7つですよね．ちなみに頸神経は8本ですよ．7つの頸椎にはすべて横突孔が存在していますが，椎骨動脈は7番目は無視．第6頸椎の横突孔から入って，5・4・3・2・1と上行していきます．まず，ここまでを描きましょう．

---

*1　図で見たときの上方

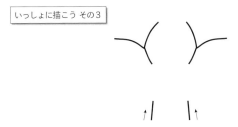

椎骨動脈は第1頸椎，つまり環椎の上部に達すると左右が合流し，**脳底動脈**を形成します．

いっしょに描こう その4

ここには描きませんが，実際には椎骨動脈は**前脊髄動脈・後脊髄動脈・後下小脳動脈**，脳底動脈は**前下小脳動脈・橋動脈・上小脳動脈**を分岐します．今日はウィリスの動脈輪の全体像を理解して欲しいので主要な枝のみ描きますが，細かい枝も覚えてくださいね．ということで脳底動脈は，左右の**後大脳動脈**に分かれます．

いっしょに描こう その5

さぁ，これで内頸動脈から前・中大脳動脈，脳底動脈から後大脳動脈が起こりました．でも..あれ？ これじゃあ「動脈輪」になってないですよね．あと2種類3本，動脈が加わることによって輪っか状になるわけです．まず，先に描き加えますね．

いっしょに描こう〜完成

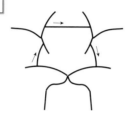

はい．描いたうえで確認しましょう．左右の前大脳動脈の間を結ぶのが，**前交通動脈**です．後方にも左右で，内頸動脈と後大脳動脈を結ぶ動脈がありますね．これが**後交通動脈**です．

ということで，これでウィリスの動脈輪が完成しました．ちゃんと「動脈輪」になりましたよね．では，前・後交通動脈の位置を改めて確認しましょう．

前交通動脈は左右の前大脳動脈，後交通動脈は内頸動脈と後大脳動脈を結んでいます．それをふまえ，国家試験にはこんな問題が出題されます．

「前交通動脈は前大脳動脈と中大脳動脈を結ぶ．○か×か」
「後交通動脈は左右の後大脳動脈を結ぶ．○か×か」

当然ながら，両方とも×です．図をちゃんと見れば，そんな場所を結ぶわけがないことがわかりますよね．ちゃんと絵で覚えないから，間違えるんですよ．いいですか．だから絵で覚えて欲しいんです．あと2〜3回描けば覚えれるので，復習でやっておいてくださいね．

MRAをみるときも

ウィリスの動脈輪の全体像が理解できたうえで，次はMRAを見てみましょう．MRAはmagnetic resonance angiographyの略で，MRアンギオグラフィーと呼ばれることも多いです．MRAで描出されているのは，もちろんウィリスの動脈輪です．

MRAを見よ

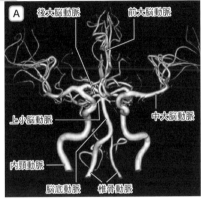

（出典：渡辺雅彦，「脳神経ペディア」p235，羊土社，2017）

でも，さっき描いた図とはカタチが違うように見えますよね．これはカタチが違うのではなく，見るアングルが違うんです．先ほど描いたウィリスの動脈輪．あれはおおよそ，斜め下45°からのぞき込んだようなアングルなんですよ．それに対してMRAでは，ほぼ水平面に近いアングルです．

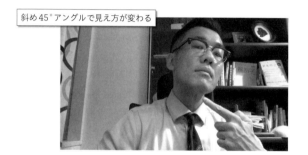

斜め45°アングルで見え方が変わる

なので，模式図では綺麗な丸だったウィリスの動脈輪が，MRAでは楕円形に見えるわけです．ですが，見ている構造物は変わりません．左右に伸びているのが中大脳動脈．少し重なって見えますが，前・後大脳動脈．だんだん見えてきましたか．

振り返り

今日も本当に多くのポイントを講義しました．振り返ってみましょう．

まず，循環は「血液の流れ」を理解することが重要でしたよね．小循環と大循環，肺循環と体循環は理解しましたか．

心筋は2種類あるんでしたよね．特殊心筋と刺激伝導系の話も，時間を割いて説明しました．

心臓の構造は大丈夫でしょうか．重さ，傾く角度，心尖拍動の位置などもしっかり抑えてくださいね．

冠状動脈を通じて，栄養血管と機能血管の話もしましたよね．

リンパ系は免疫ではない．これも覚えましたか？

あとは脈管の名称の２つのルール，あれも本当に重要ですよ．

そしてウィリス動脈輪の模式図とMRAの違い，ここまで覚えてくれればバッチリだと思います．では今回もみなさん，お疲れ様でした．

<第3講終了>

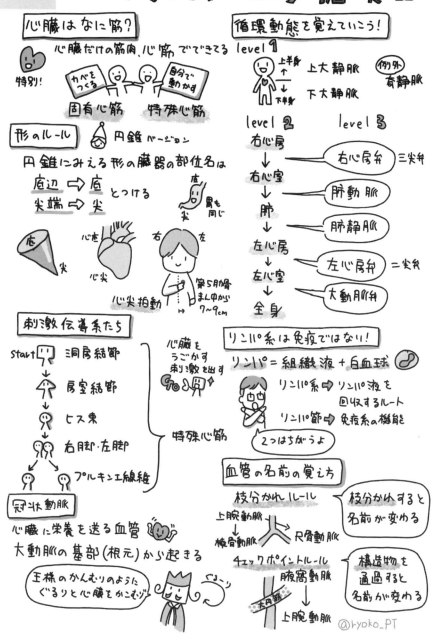

心臓はなに筋?

心臓だけの筋肉、心筋 でできてる

特別!

カベをつくる → 固有心筋

自分で動かす → 特殊心筋

形のルール 円錐バージョン

円錐にみえる形の臓器の部位名は

底辺 ⇨ 底
尖端 ⇨ 尖 とつける

胃も同じ

心底 心尖

右 左

心尖拍動 第5肋骨 まん中から 7〜9cm

刺激伝導系たち

start 洞房結節
↓
房室結節
↓
ヒス束
↓
右脚・左脚
↓
プルキンエ線維

心臓をうごかす刺激を出す

特殊心筋

冠状動脈

心臓に栄養を送る血管

大動脈の基部(根元)から起きる

王様のかんむりのように ぐるりと心臓をかこむゾ

循環動態を覚えていこう!

level 1

上半身 ↑ 下半身

上大静脈
下大静脈

例外 奇静脈

level 2   level 3

右心房
↓   右心房弁 — 三尖弁
右心室
↓   肺動脈
肺
↓   肺静脈
左心房
↓   左心房弁 — 二尖弁
左心室
↓   大動脈弁
全身

リンパ系は免疫ではない!

リンパ = 組織液 + 白血球

リンパ系 ⇨ リンパ液を回収するルート

リンパ節 ⇨ 免疫系の機能

2つはちがうよ

血管の名前の覚え方

枝分かれルール

上腕動脈

橈骨動脈 / 尺骨動脈

枝分かれすると名前が変わる

チェックポイントルール

腋窩動脈

大円筋

上腕動脈

構造物を通過すると名前が変わる

@ryoko_PT

第4講

心電図

"心電図の苦手意識，今日でしっかり
払拭しましょう！"

今日は心電図の講義をします．心電図は苦手な人が多いですよね．波形を見ただけで，「苦手！」っていう人が本当に多いです．学生時代に苦手だとしても，卒業したら見れるようになれるのかというと，そんなに都合よくいきません．だから今のうちに，しっかりとコツコツ勉強しないといけないんですよね．なのでそういった点をふまえ，今日は一緒に心電図の苦手意識を振り払いましょう．頑張って勉強していきましょうね．

刺激伝導系と心電図

以前に開催した Stay's Anatomy 循環器編[*1] でも講義はしたのですが，刺激伝導系について復習してから心電図の話を始めたいと思います．指定テキストにしている『PTOT ビジュアルテキスト専門基礎 解剖学』から，刺激伝導系の説明文を読みますね．

> "臓器が正常に働くためには，神経からの刺激を受けて興奮しなければならない．しかし，心臓が自ら周期的に興奮を発生させ，絶えずポンプとして全身に血液を送り続けることができる．この自動性には洞房結節，房室結節，ヒス束，プルキンエ線維などの特殊心筋がかかわっている．これらの特殊心筋をまとめて刺激伝導系という"
>
> [PT・OT ビジュアルテキスト専門基礎 解剖学，p.235，羊土社，2018 より引用]

（公式テキスト「解剖学」の）p235，5章—図7を見よ

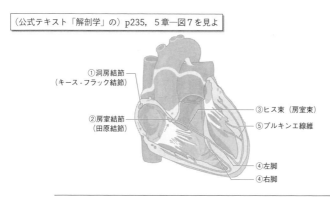

①洞房結節
（キース‐フラック結節）

②房室結節
（田原結節）

③ヒス束（房室束）
⑤プルキンエ線維
④左脚
④右脚

*1　本書では第3講 p.95〜

この刺激伝導系から起こる電気的興奮を，電極をつけて波形として記録したものが心電図というわけです．なので先立って，刺激伝導系とは何かを理解しなければなりません．

特殊心筋＝刺激伝導系

筋の種類は大きく，**骨格筋・平滑筋・心筋**の３つに区分されます．その点をふまえ，今日のテーマである心筋の話をしたいと思います．心筋は骨格筋の横紋構造を持ちつつ，平滑筋のように不随意的に働くことができる筋です．念のために説明しておきますが，意識によって動かせることができる筋を**随意筋**，意識によって動かすことができない筋を**不随意筋**と呼びます．そりゃあ，そうですよね．心臓が随意筋だったら，おっかなくって居眠りもできません．

そして，心筋はさらに２つに分かれます．それが**固有心筋**と**特殊心筋**です．固有心筋は心臓の壁を作る筋で，特殊心筋は興奮の自動発生とその伝導を行う筋です．つまり特殊心筋とは，最初に説明した刺激伝導系のことなんです．特殊心筋と刺激伝導系がイコールであることって，けっこう知らない人が多いんですよね．

あともう１か所，特殊心筋の説明文を読みますね．

> "興奮の自動発生とその伝導を行う特殊心筋"
>
> [前掲書，p.30より引用]

ということは，この特性は刺激伝導系も同じわけです．刺激伝導系には多くの部位がありますが，そのすべてが「興奮の自動発生」を行うことができるんです．Stay's Anatomy 神経編でも解説しましたが，心臓の機能が正常な場合にその発信源となるのが洞房結節です[*1]．だから「洞房結節はペースメー

[*1] p.108を読み返そう

カー」「歩調取りである」と表現されるわけです．心臓の機能に異常が起こった場合，他の刺激伝導系からも興奮の自動発生が起こります．当然，通常の伝導ではなくなりますよ？ でも止まるよりはいいですよね．それが不整脈ということなんです．

焼き鳥屋で心臓に思いを馳せる

固有心筋は先ほども言った通り，心臓の壁を作る筋肉です．固有心筋を肉眼で観察するのにオススメなのは，焼き鳥屋さんです．みなさん，焼き鳥屋さんに行ったことはありますか？ 未成年の方はお父さん・お母さんと行ってくださいね．焼き鳥屋さんにはネギマ，砂肝，皮などいろいろとメニューがありますが，是非ともハツを頼んでください．ハツを頼むと，だいたい鳥の心臓を二等分したものが焼かれて出てきます．心房・心室も見て確認できますし，左心室と右心室の違いも比較することができます．

ちなみに心室の壁が厚いのはどちらでしたか？ 左心室のほうが体循環に関わるから，厚いんでしたよね．鳥の心臓，つまり焼き鳥のハツだって同じなんですよ．あと，しっかり観察したら美味しく食べてあげてくださいね．ハツってコリコリしてて，しっかりと歯応えがあります．「心臓は筋肉によってできているんだな」と思いを馳せながら，味わってくださいね．

コリコリとした食感は，固有心筋だけではないですよね．その中にはもちろん，特殊心筋も含まれています．さすがに熱で変性しているので肉眼ではわかりませんが，その食感のどこかには含まれているはずです．機会があったら，わたしと焼き鳥屋さんに行くと楽しいですよ．わたしももう，数ヶ月は行ってないですけどね．是非，みなさんが卒業して世の中が落ち着いたら，一緒に行きましょうね．

本題の心電図に入る前に，もう少し刺激伝導系について話をしたいと思います．先ほども言いましたが，心臓の機能が正常なときにペースメーカーとして働くのは洞房結節でした．その後は房室結節，ヒス束，左脚・右脚，プルキンエ線維と続くわけですよね．実はこの刺激伝導系，非常に縦社会なんですよ．

医療職の業界もどうでしょう．やはり縦社会な側面はあると思います．わたしが理学療法士になった頃と比べれば，今はそこまでじゃない気もしますが．でもやはり，年功序列なところはありますよね．ではなぜ，刺激伝導系が縦社会なのかという点について説明します．

ペースメーカーである洞房結節から活動電位が起こった後に，房室結節が興奮します．その後にヒス束，左脚・右脚へと伝わり，最終的に左心室と右心室に分布するプルキンエ線維がそれぞれ興奮します．洞房結節の次は房室結節，房室結節の次はヒス束，ヒス束の次は左脚と右脚，そしてプルキンエ線維という順番は大原則で決まっているんです．だから言い換えれば，縦社会と言えるわけです．

縦社会を体感せよ

ということで，正常であれば洞房結節がペースメーカーとして最初に興奮し，その後は規則正しく縦社会の順番で興奮は伝導していきます．これをみんなで今日は，体験してみたいと思います．いつもなら学生を6人呼んで刺激伝導系のながれを体験しながら覚えてもらうんだけど，今日は遠隔での講義なので1人7役でやりますね．これ，対面で同級生と勉強できるようになったら，是非やってみてくださいね．

先ほどから言っているように，刺激伝導系はめちゃくちゃ縦社会．わたしが手を叩いたら，それが活動電位の興奮だと思ってください．

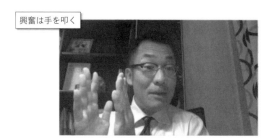

興奮は手を叩く

まずは洞房結節．（パンッ！）

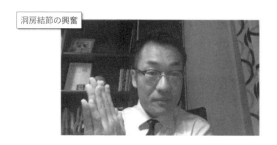

洞房結節の興奮

そうしたら次は房室結節が興奮します．（パンッ！）

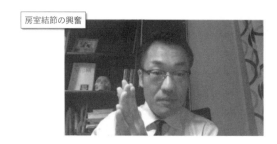

房室結節の興奮

次はヒス束が興奮．（パンッ！）

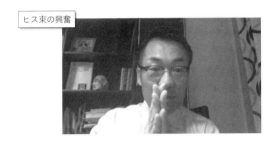

ヒス束の興奮

そして，左脚・右脚が興奮します．（パンッ！）

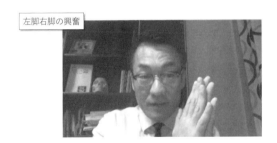

左脚右脚の興奮

最後に左右の心室のプルキンエ線維が興奮．（パンッ！）

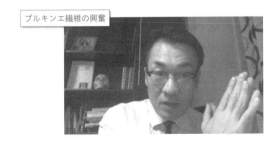

プルキンエ繊維の興奮

はい．最初からやりますよ．洞房結節（パンッ！）．房室結節（パンッ！）．
ヒス束（パンッ！）．左脚・右脚（パンッ！）．プルキンエ線維（パンッ！）

連続すると

こういうカタチで刺激伝導系に活動電位が流れていくんです．これをふまえ，
もし洞房結節の機能が低下したらどうなるでしょうか．これを学校で喩えて
みましょうか．

では担当決めをしましょう．**担任の先生を洞房結節**とします，**委員長は房室
結節**，**副委員長がヒス束**，**班長が2人で左脚と右脚**，**一般学生が2人がプル
キンエ線維**としますね．

はい．この例で刺激伝導系と興奮の伝導を考えてみましょう．せっかくなの
で，担任の先生をわたしだとしましょう．まず前提として，先生が指示を出
したら委員長以下全員が動かなくてはいけません．これは絶対なんですよね．
また委員長の指示は副委員長以下が聞かなければならない．非常に縦社会な
んです．それをふまえて，聞いてくださいね．

例えばみなさんが担任のわたしを中心に，学園祭の準備をしていたとしましょ
う．そしていよいよ本番というその前日，もしわたしが体調不良になったら，
どうなりますか？きっと，委員長を中心にみなさんは動くはずですね．じゃ
あもし，わたしに加えて委員長も具合悪くなったら？そのときは副委員長を
中心に動くと思います．実は刺激伝導系も同じなんです．洞房結節がペース
メーカーの役割を果たせなくなると，房室結節やヒス束が興奮を起こすよう
になるんです．

これをリズムでたとえましょう.

洞房結節（パンッ！），房室結節（パンッ！），ヒス束（パンッ！），左脚・右脚（パンッ！），プルキンエ線維（パンッ！）

これが房室結節が中心になると,

房室結節（パンッ！），ヒス束（パンッ！），左脚・右脚（パンッ！），プルキンエ線維（パンッ！）

先ほどまで5回，手を叩いていたのが4回になりましたよね．つまり，リズムが変わりました．リズムは変わりましたが，結果として心臓は活動を続けることができているわけです．これが不整脈ということなんです.

ペースメーカーと特殊心筋の解釈，間違えて覚えている人が多いので気をつけてくださいね．房室結節もヒス束もプルキンエ線維だって，みんな特殊心筋．みんな特殊心筋なんだから，活動電位を起こすことができるんです．起こすことはできるんですが，正常であるときには洞房結節が建前上のリーダーとなるわけです．ここがまず理解できていないと，不整脈は理解できませんよ.

もう1回，不整脈のポイントを言いますね．まず，みんな特殊心筋であるということ．特殊心筋の定義，しっかりと理解してくださいね．そして，刺激伝導系は縦社会．上位が興奮すると，下位にも興奮が伝導していきます．あと，洞房結節がペースメーカーとして働くのは，心臓が正常な状態だけ．この3点は整理して覚えてくださいね.

P...Q...R...S...

さあ，実際の波形を見ていきますよ．まずは正常の波形です．

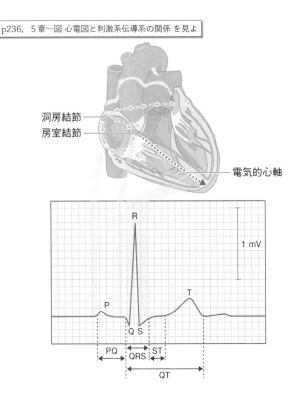

p236，5章—図 心電図と刺激系伝導系の関係 を見よ

洞房結節
房室結節
電気的心軸

R

1 mV

P

T

Q S

PQ

QRS

ST

QT

これを見ただけで，もう嫌！っていう人いませんか．大丈夫ですか．図を見
るとP，Q，R，S，というカタチで波形が起こっています．初学者の人もい
ると思うので，基本から話していきますよ．このPが，**P波**と呼ばれていま
す．Q，R，Sに関してはこれ3つ合わせて**QRS群**，臨床的には**QRS波**と呼
ぶことが多いので今日はQRS波と呼びますね．そのあとに続いているTは**T
波**といいます．ということで3つの波が出てきました．これはそれぞれ，何
を示しているんでしょうか．テキストの236ページをご覧ください．

まず，生理学の用語から押さえていきましょう．**脱分極**は平たく言えば**興奮**のことです．そして**再分極**は**休憩**だと思ってください．興奮が起こった後には，休憩しなければならない．つまり，脱分極の後には再分極が起こります．それをふまえ，各波の説明文を見てみましょう．P波は心房の脱分極，QRS波は心室の脱分極，そしてT波は心室の再分極．あれ？変だと思いませんか．心房の再分極がないんですよね．ここが気持ち悪いというか，すっきりしない点に感じませんか．

心房の再分極は存在しないのでしょうか．実はちゃんと，存在しているんです．心房の再分極はQRS波の裏に隠れているんです．臨床的には**心房T波**と呼ばれている，心房の再分極．これは非常に弱い波形であるため大きなQRS波と同時に起こった場合，QRS波の裏に隠れてしまうというわけです．心房T波にも臨床的な意義はちゃんとあるのですが，一般的な心電図に描出されることはあまりありません．

では，ちょっとここまでの話を整理しますよ．わたしの右手を心房，左手を心室だとしましょう．手を握ったら脱分極，広げたら再分極だと思ってくださいね．P波，QRS波，T波を手で表現するのであれば，

心房が興奮，心室が興奮，心室が休憩

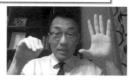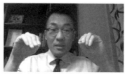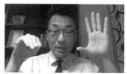

あれ？ 右手を広げるタイミングがない？ と思ってしまいますが，心房T波を加えれば

心房が興奮，心房が休憩/心室が興奮，心室が休憩

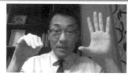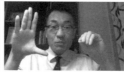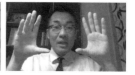

ということになるわけです．だからちゃんと心房も心室も交互に興奮と休憩，つまり脱分極と再分極を繰り返しているんです．ね，交互に繰り返してみますから，見てくださいね．

ほら，ドックン，ドックンってリズムですよね．当たり前です．だって心臓なんですから．

ところで心電図って，なんでP波から始まるのでしょうか．当然ながら，P・QRS・Tってアルファベットの順ですよね．でもなんでAから順番じゃないのでしょうか．これは12誘導心電図の中心をO（オー）としたうえで，P・QRS・Tと続いているんです．なので心電図の波形はアルファベットの順番であること，ちゃんと覚えておいてください．

心電図を見る6つのポイント

まずは基本的な波形の見るポイントです．この6つがわかれば，国家試験の水準であれば心電図はバッチリです．ではポイントを説明しますね．

心電図を見るポイント

①基線は正常かどうか
②R-R間隔は規則性か不規則性か
③QRS波の幅は狭いか広いか
④QRS波の有無
⑤P波の有無
⑥PQ間隔は正常か

本当にこの6つを押さえればバッチリです．もちろん，循環器の専門家として働くためには，もっと知識を掘り下げなくてはいけませんよ．でもまず，最低限はこれだけで大丈夫なんです．では1つずつ説明していきますね．

①の**基線は正常かどうか**．基線というのは，心電図の基本となる線のことです．これが正常かどうか．正常ではない波形というものも，あるんですよね．

②はR-R間隔は規則性か不規則性か．まず，基本的に心電図は1つの波形だけで見ることはありません．数個の波形を連続したもので見るんですよね．そして，QRS波の頂点のRと次のRを結んだ間隔をR-R間隔といいます．基本的にR-R間隔は規則性ですが，不整脈の種類によっては不規則性になってしまいます．

③はQRS波の幅は狭いか広いか．これは非常にシンプル．QRS波の幅がすごく広がってしまうことがあります．実はQRS波の幅は，国家試験的にも重要なポイント．「以下のうち，QRS波の幅が広くなる疾患はどれか」なんて問題もよく出題されます．ただこれ，心室の脱分極が強くなるから幅が広がる，だけではないんですよね．さまざまな発生機序があります．そこをしっかりと理解しなくてはなりません．

④はQRS波の有無で，⑤はP波の有無．P波やQRS波がなくなってしまう場合もあるんです．

そして最後は，⑥PQ間隔は正常か．PQ間隔というのはPとQの間隔のことだから，P波からQRS波が起こるまでの時間のことです．つまり，興奮が房室結節から心室へと伝わる時間を示しています．この間隔が広くなる不整脈や，狭くなる不整脈があるんです．

ということで，以上の6つ．今日は多くの不整脈の説明をしますがすべて，この6つのポイントで見分けることができます．だから本当に，これが理解できたら今日の講義の目標は達成と言っても過言ではありません．

洞調律は不整脈？

では早速，実践編．まず洞調律とはなんでしょうか．洞調律は別名正常洞調律（せいじょうどうちょうりつ）とも呼ばれ，心臓の調律が洞結節によって支配され，正常の刺激伝導系を介して伝達されている状態のことです．

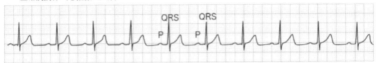

正常洞調律とは

正常洞調律（心拍数72/分）

QRS QRS
P P

（池田隆徳：『そうだったのか！絶対読める心電図』p.59，羊土社．2011より転載）

つまり洞調律とは，正常な波形のことなんです．これ，どうでしょう．洞調律って不整脈みたいな名称だと思いませんか．そんなことないでしょうか．でも，やはり洞調律を不整脈だと思ってしまう人が多いんですよね．いいですか．洞調律は正常な波形のことですよ．ちなみに過去に，国家試験でこんな問題が出題されました．

「以下のうち，不整脈ではないものはどれか．
房室ブロック，心房細動，洞調律，心房細動，脚ブロック」

もちろん答えはわかると思いますが，こうやって出題されると確かに不整脈みたいに見えませんか．気をつけて覚えてくださいね．

あと洞調律がなぜ正常なのかを，6つのポイントに当てはめて考えてみましょう．基線はブレてないから正常ですよね，R-R間隔も規則性です．QRS波の幅は通常ですし，R-R間隔も問題ありません．P波・QRS波もちゃんとあります．もちろん，PQ間隔も正常です．ということですべて正常．正常だからこそ，洞調律だと言えるわけです．

心拍数の数え方

では次に**心拍数の数え方**について，です．これも，けっこう大事なんですよ．数え方にはいろんな方法がありますが，個人的に一番簡単かなと思うのは，**300÷大マス数**の計算方法．先ほどの洞調律の図で確認しましょう．P波と次のP波の間が大きいマス目で約4個離れてますね，だから300÷大マス4個なので1分間の脈拍数はだいたい75回，実際にこの方は72回ですのでほぼ計算があうわけです．心電図には必ず大きなマス目はあるので，300÷大マスという計算方法を覚えておいてください．

意外に難しい洞性徐脈，洞性頻脈

心拍数が50回/分未満が**洞性徐脈**，100回/分以上が**洞性頻脈**です．では実際に，洞性徐脈を見てみましょう．

洞性徐脈

洞性徐脈（心拍数36/分）

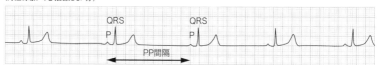

（池田隆徳：『そうだったのか！絶対読める心電図』p.59，羊土社．2011より転載）

R-R間隔が，非常に延長していることがわかると思います．この心電図は36回/分なので非常に著明にR-R間隔が延長していますが，40回/分くらいの洞性徐脈が国家試験に出ると，けっこう難しいんです．ぱっと見ると，正常の画像に見えてしまうんですよね．基線はぶれてないし，P波もQRS波もあるし，P-Q間隔も正常だし．でも当然，先ほど説明した300÷大マスで計算をすれば，洞性徐脈であることがわかるんです．洞性徐脈であれ洞性頻脈であれ，ちゃんと計算する習慣をつけてくださいね．

心房細動とその波形

次は臨床場面でも重要な**心房細動**です.

"心房細動は興奮が心房内をランダムに旋回することで形成される"

（「そうだったのか！絶対読める心電図」p68より引用）

不整脈で，心内血栓形成の原因となるため脳梗塞の発症リスクにも直結します．心電図上の特徴は，以下の3点です.

・P波の消失
・f波の出現
・R-R間隔が不規則

まず波形を見ながら，ポイントを確認しましょう.

心房細動

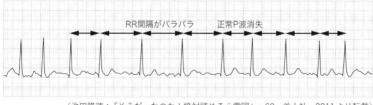

（池田隆徳：『そうだったのか！絶対読める心電図』p.69，羊土社. 2011より転載）

まず一番わかりやすいのはR-R間隔かな．QRS波の頂点のR．これをつないでみるとわかりますが，間隔がバラバラですよね．これを**R-R間隔が不規則**と表現するわけです．次は基線を見てみましょう．基線がブレブレになってますよね．このブレブレのどこにP波があるかわかりますか．どこかにはあるはずなんですが見た目上，わかりませんよね．これが**P波の消失**です．ちなみに，この基線のブレ自体を**f波**といいます．これで3つのポイント，すべて出揃いましたね.

まず，これで波形自体は見分けられるようになります．でももう少し，しっかりと心房細動を掘り下げて考えてみましょう．心房細動で障害されているのは，あくまで心房です．心室など他の部位は正常なわけですよね.

心房細動は興奮が心房内をランダムに回旋することで形成される不整脈でした．心房の興奮がランダムになっているということは，基線がブレているから見えないけどP波は不規則に起こっているはずです．なので揺れながらパンッ！と，ちゃんと心房の脱分極は起こっている．そして少し前に言いましたが，刺激伝導系は縦社会でしたね．だからP波に続いてQRS波は起こらなければならない．で，QRS波の形状を見てください．幅は正常ですよね．心房細動で障害されているのは，あくまで心房のみという点を忘れないでください．ただの丸暗記ではなく，こういう覚え方をしていかないと心電図の本当の知識にはつながらないんです.

心房細動と心房粗動，f波とF波

心房細動と似た名称の不整脈に**心房粗動**があります．基本的な波形を見るポイントは，心房細動と変わりません．では漢字の1文字違いに，どんな意味があるのでしょうか．粗動の粗は訓読みで粗いですよね．だから，心房細動でいうf波がギザ，ギザ，ギザと大きくなっています.

（通常型）心房粗動

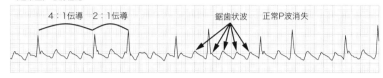

この波形を鋸歯状波，もしくは鋸波と言います．この「鋸」という字は訓読みで「のこぎり」です．ちなみに医学ではギザギザとなったカタチのものには，鋸という字を付けることが多いんです．だから前鋸筋にも，この字が使われているでしょ？ちなみに，鋸歯状波を F波と呼ぶこともあります．心房細胞の基線のブレは小さいので，小文字を使って f 波．心房粗動は粗くなっているから，大文字を使って F波となるわけです．あと当然ながら R-R 間隔は不規則になるので，その点も押さえておいてくださいね．

波形は簡単だが奥深い心室性期外収縮

次が心室性期外収縮です．そもそも，期外収縮とは何なんでしょうか．通常よりも早期に起こる収縮を，期外収縮というんです．通常のリズムから外れて起こる収縮が，期外収縮．代表例としては心室性期外収縮と心房性期外収縮がありますがこの 2 つ，まったく波形が違うんです．心室性期外収縮は早期の心室の収縮，心房性収縮は早期の心房の収縮を意味しています．まずわかりやすいのは心室性期外収縮です．なので先に心室性期外収縮から説明しますね．

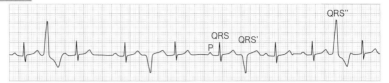

QRS″

QRS
P

QRS′

（池田隆徳：『そうだったのか！絶対読める心電図』p.75，羊土社．2011より転載）

この波形が，典型的な心室性期外収縮ですね．全体の波形を見ると基本的には PQ 間隔や基線，P 波などには問題はなくリズムはほぼ一定ですが，1 か所だけバーンと大きな QRS 波が起こっています．リズムから外れて突然，大きな QRS 波が起こる．これが心室性期外収縮の特徴です．

心室性期外収縮の波形は特徴的なので覚えやすいのですが，少し複雑なバリエーションが存在しています．まずは **2 連発**．これは大きな QRS 波がバンバン！と 2 回連続で起こった波形です．ちなみに 3 連発以上が続くことを**ショートラン**といいます．次が **2 段脈**．2 連発と名称が似てはいますが，こちらは通常の QRS 波と心室性期外収縮が交互に起こる不整脈です．

では最後に **R on T 型**です．これは危険性の高い不整脈の 1 つです．これはまず名称をよく読んでみましょう．R on T ということは，T に R が on しちゃうということですよね．T はもちろん T 波．T 波は心室の再分極でしたよね．次に R．これは QRS 波の R なので，QRS 波自体だと思ってください．ということは T 波に QRS 波が乗っかってしまう．言い換えれば，心室の再分極に心室の脱分極が重なってしまうことを意味しています．通常では心室の脱分極の後に，心室の再分極が起こります．心室が一働きして，やっとこれから休憩というところで，また急な仕事が入ってしまう．つまり休憩時間がなくなり，心臓の負担量が大きくなってしまうわけです．我々で言う，ちょっと休憩がないのとは意味が違います．致死性の高い心室細動へ移行するリスクもあるため，非常に注意しなければならない不整脈の 1 つなんです．

ここまでを振り返る

後半戦に入る前に，ここまでのポイントをもう1回復習しましょう．だんだんと複雑になってきましたよね．

まず前提として，**特殊心筋＝刺激伝導系**．正常では**洞房結節**が**ペースメーカー**だけど，他のすべての部位も活動電位を起こすことができるんだという点．だからこそ，どこの部位の障害に伴って不整脈が起こるんでしたよね．そして見るポイントは以下の6つでした．

①基線は正常かどうか
②R-R間隔は規則性か不規則性か
③QRS波の幅は狭いか広いか
④QRS波の有無
⑤P波の有無
⑥PQ間隔は正常か

ここまで説明した不整脈，すべてがこの6つのポイントで見分けることができましたよね．あと併せて，洞性徐脈と洞性頻脈などを見るために**300÷大マス数**も覚えておいてください．

心房性期外収縮とその波形

では次は，**心房性期外収縮**です．心室性期外収縮は先ほども言った通り，波形としてはわかりやすいんですよね．大きいQRS波がガーンと入ってくるのが特徴なので．だけど，心房性期外収縮は実にやっかい．国家試験にもよく出題されますが，非常に正答率が低い不整脈の1つです．ではそもそも，期外収縮とは何でしたでしょうか．正常なリズムより早く収縮が起こることが，期外収縮でしたよね．それをふまえて心房性期外収縮を学んでいきましょう．

まず，心房性期外収縮が何かという話なんですが，正常なリズムから外れて心房の収縮が起こる不整脈です．ここまでは，そのまんまですよね．大丈夫ですよね．でも，ここからが複雑になります．次のステップに入りますね．

心房性期外収縮

（単源性）心房期外収縮

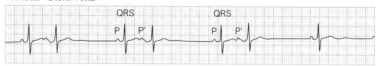

（池田隆徳：『そうだったのか！絶対読める心電図』p.67，羊土社．2011 より転載）

正常なリズムから離れて，心房の興奮が起こるのが心房性期外収縮．では，心房の興奮は波形でいうと何でしたでしょうか．**P波**ですよね．結論的には正常なリズムから外れてP波が起こるという不整脈なのですが，それを心電図で見ると複雑なんです．

みなさん，刺激伝導系は何社会でしたでしょうか．もちろん，**縦社会**です．ということはP波が起こったら，洞房結節，ヒス束，左脚・右脚，プルキンエ線維も続いて興奮しなければなりません．先ほどの心室性期外収縮のときは，こんなことなかったですよね．なぜかというと，心室は序列の中で一番末端だから．心室性期外収縮が起こっても，その後に続くものは原則的にはないわけです．ということで，心房性期外収縮をまとめましょう．つまり，

<u>正常のリズムと外れてP波が起こり，それに伴ってQRS波やT波が続く</u>.

こういった波形になるわけです．期外収縮の定義とは何か，そして刺激伝導系の縦社会をちゃんと理解していないと，心電図を見ても読み取ることができません．

では心電図で確認してみましょう．図のPの後に起こるP'を見てください．P'は通常のリズムから外れて起こっており，その後にはQRS波とT波が続いています．ということは，P'自体が心房性期外収縮だということです．ということでまとめますよ．<u>リズムから外れて大きなQRS波が起こるのが**心室性期外収縮**</u>，<u>リズムから外れてP波とそれに伴う波形が起こるのが**心房性期外収縮**</u>ということです．期外収縮という定義は変わりませんが，波形はまったく違うので注意してください．

心室細動

重篤かつ致死性の不整脈としても知られているのが，**心室細動**です．大小さまざまなQRS波が連続して起こるのが特徴で，波形としては簡単です．

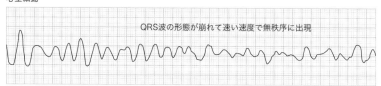

心室細動

QRS波の形態が崩れて速い速度で無秩序に出現

(池田隆徳：『そうだったのか！絶対読める心電図』p.81，羊土社．2011より転載)

ただ，「波形が簡単」だけで覚えないでくださいね．簡単か否かと臨床的における緊急度は違います．ちなみに似た名称の心房細動とは，まったく違う病態であることが理解できたでしょうか．心房細動と心室細動．起こる機序から含めて，まったく別物ですよ．

2種類のブロックを理解しよう

ということで，次はブロックです．ブロックには大きく，**房室ブロック**と**脚ブロック**があります．いずれもバレーボールのブロックではないのですが，活動電位がブロックされてしまうわけです．まずは房室ブロック．「房室」というくらいなので，心房と心室の間でブロックが起こります．さらに房室ブロックには**1度房室ブロック**，**2度房室ブロック**のWenckebach型とMobitz Ⅱ型，そして**3度房室ブロック**などがあります．こんなに区分が多いと，もう無理だと思う人もいるかもしれませんが大丈夫ですよ．しっかりと理屈で理解していきましょう．

まず大前提として先ほども言った通り，房室ブロックでは心房と心室の間で活動電位のブロックが起こります．1〜3度の違いというのは，ブロックの程度の違いなんです．それをふまえてまずシンプルに，以下のように覚えて欲しいんです．

　1度房室ブロック：そこそこブロック
　2度房室ブロック：けっこうブロック
　3度房室ブロック：完全にブロック

いいでしょうか．これだけで房室ブロックの1〜3度は見分けることができるでしょう．

1度房室ブロック：そこそこブロック

1度の房室ブロックは**そこそこブロック**でしたね．では波形を見てみましょう．

房室ブロック

1度房室ブロック

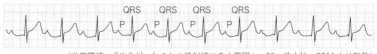

（池田隆徳：『そうだったのか！絶対読める心電図』p.63，羊土社．2011より転載）

まず心電図の6つのポイントに沿って，ちゃんと見てみましょう．基線はブレていませんね．P波もQRS波もちゃんとあります．QRS幅だって正常だし，R-R間隔も不規則性とは言えない．ん？よく見るとP波とQRS波の間の間隔が，広くなっていることがわかりますでしょうか．今一度言いますが，1度房室ブロックは「そこそこブロック」．心房と心室の間がそこそこブロックされてしまうわけです．ということは心房の興奮であるP波と心室の興奮であるQRS波の間隔，つまり**PQ間隔が延長する**というのが特徴になるわけです．

2度房室ブロック：けっこうブロック

ということで次は2度ブロック．覚え方は「**けっこうブロック**」です．ということは，<u>1度房室ブロックよりも，ブロックされているということですよね</u>．

房室ブロック

2度房室ブロック（Wenckebach型）

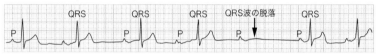

2度房室ブロック（Mobitz II 型）

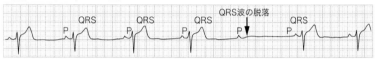

（池田隆徳：『そうだったのか！絶対読める心電図』p.63，羊土社．2011 より転載）

なので2度房室ブロックでも，**PQ間隔の延長は起こります**．それに加えて<u>けっこうブロックされているので，たまに心房の興奮が心室に伝わらなくなってしまいます</u>．これを**QRS波の間欠的脱落**というんです．一定の間隔毎に起こったり止んだりすることを，「間欠的」と言います．なのであくまで一部だけQRS波が脱落するのが，2度房室ブロックの特徴です．

あとはWenckebach型とMobitz II 型についてですが，これも覚え方はシンプル．当然ながら両方ともPQ間隔の延長とQRS波の間欠的脱落は起こるんですが，<u>QRS波の間欠的脱落の仕方がそれぞれ違うんです</u>．

2度房室ブロックでは，PQ間隔の延長とQRS波の間欠的脱落が起こります．まずはWenckebach型から説明しますね．<u>PQ間隔が徐々に伸びていって，バツンとQRS波の間欠的脱落が起こるのがWenckebach型の特徴です</u>．それに対してMobitz II 型では<u>PQ間隔が徐々に伸びることなく，急にQRSの間欠的脱落が起こります</u>．また，PQ間隔が徐々に伸びるタイプのWenckebach

型は別名，Mobitz Ⅰ型とも呼ばれているので併せて覚えておきましょう．QRS波の脱落の仕方がポイントでした．

3度房室ブロック：完全にブロック

いよいよ最後の3度房室ブロック．覚え方は「**完全にブロック**」です．完全にブロックとはどういうことなのかと言うと，心房と心室の間が完全に遮断されてしまった状態です．完全に遮断されると，活動電位はどうなるでしょうか．正常な状態ではP波に続いて，QRS波が起こります．ですが3度房室ブロックでは，それが続かないわけです．そうなると，心臓は止まっちゃいますよね．でも当然ながら止まっちゃいけない．そこで思い出してほしいのが，刺激伝導系の特徴です．刺激伝導系は，各部位が活動電位を起こすことができるんでしたよね．そのうえで正常な状態では，洞房結節がペースメーカーになっているんでした．

房室ブロック

3度（完全）房室ブロック

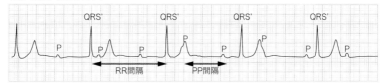

（池田隆徳：『そうだったのか！絶対読める心電図』p.65，羊土社．2011 より転載）

なので3度房室ブロックでは心房からの興奮を待たずして，心室が興奮を起こすようになってしまいます．そうなると，P波とQRS波が不規則に起こるようになります．当然ながら，R-R間隔やPQ間隔もバラバラです．より医学的な表現で言えば，

　"P波とQRS波が完全に房室解離した"

（そうだったのか！絶対読める心電図 p64 より引用）

状態です．刺激伝導系の特徴とは何か．そのうえで完全にブロックとはどういう意味なのかが理解できれば，3度房室ブロックはバッチリです．

はい．ではここで，房室ブロックについて総復習しましょう．準備はいいですか？

1度房室ブロックは「**そこそこブロック**」でした．「房・室・ブロック」なんだから，心房と心室の間がブロックされるわけですよね．なので**PQ間隔の延長**．P波とQRS波の間が広がるんでした．次の**2度房室ブロック**は「**けっこうブロック**」．PQ間隔の延長に加えて，たまにQRS波が起こらなくなってしまう．これを**QRS波の間欠的脱落**というんでしたね．また，QRS波の間欠的脱落には2パターンあるんでした．PQ間隔が徐々に伸びてから脱落するWenckebach型と，急に脱落するMobitz II型．しっかりと区別しながら覚えましょう．そして最後が**3度房室ブロック**．「**完全にブロック**」されてしまうので，P波とQRS波がバラバラに起こってしまうんでした．では次の項目に入りましょう．

脚ブロック

次は**脚ブロック**です．厳密には左脚ブロックと右脚ブロックがありますが，今日はまず脚ブロック自体の特徴を理解しましょう．

脚ブロックの特徴は，**QRS波の幅の延長**が特徴です．では，これはどのような機序で起こるのでしょうか．ちなみに今日の講義の前半で，QRS波の幅が延長する不整脈を勉強しましたよね．そうです．心室性期外収縮です[*1]．でも脚ブロックと心室性期外収縮，QRS幅が延長するしくみはまったく違うので整理しながら学んでいきましょう．

---

*1　p.159に戻ってみよう

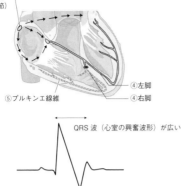

脚ブロック

① 洞房結節
（キース - フラック結節）

⑤プルキンエ線維

④左脚
④右脚

QRS 波（心室の興奮波形）が広い

まずこの心電図を見てもらいたいんですが，これが右脚ブロックです．右脚がブロックされているので，右心室のプルキンエ線維に活動電位は届かないわけです．この場合，洞房結節・房室結節・ヒス束・左脚・左プルキンエ線維と順に活動電位は流れます．そして<u>左心室が興奮した後で，その興奮が右心室へと伝わっていくんです．</u> 左心室の興奮を右心室に分けてあげる．そんなイメージを持ってください．

それをふまえて心電図を見てみましょう．通常であれば，活動電位は以下の順で流れていきます．

通常の場合

洞房結節 → 房室結節 → ヒス束 → 左脚・右脚 →（左右）プルキンエ線維

でも右脚ブロックの場合は，以下のようになります．

右脚ブロックの場合

洞房結節 → 房室結節 → ヒス束 → 左脚 → 左プルキンエ線維 → 右プルキンエ線維

こうやって比較するとわかると思うんですが，右脚ブロックでは左プルキンエ線維から右プルキンエ線維へと流れている分，心室が収縮している時間が延長しています．もうわかりますよね．心室の脱分極はQRS波ですから，時間がかかる分だけ横幅が広くなるということです．先ほど話をした心室性期外収縮の横幅の延長とは，まったく機序が違いますよね．心室性期外収縮は純粋に大きな心室の収縮がバーンと起こるから，QRS波の幅が広くなる．この機序の違いが重要なんです．

WPW症候群の話

いよいよ最後の不整脈，**WPW症候群**です．読み方は**ウォルフ・パーキンソン・ホワイト症候群**なので覚えておいてください．WPW症候群の代表的な所見は，以下の3点です．

・PQ間隔の短縮
・QRS波の延長
・デルタ（Δ）波の出現

先ほども出たワードがまた出ましたね．注目すべきは2つ目の**QRS波の延長**．これでQRS波の延長が起こる代表的な3つの不整脈が，すべて出揃いました．**心室性期外収縮**，**脚ブロック**，そして**WPW症候群**．じゃあWPW症候群も，心室性期外収縮のような大きなQRS波がバーンと起こるのかというとそうではありません．これもまた，幅が広くなる機序が違うんです．

まず，WPW症候群は先天性の循環器疾患です．WPW症候群の方には，生まれながらにして**Kent束（副伝導路束）**という心房と心室をつなぐ心筋線維が存在しています．簡単に言えば，Kent束は心房と心室をつなぐ活動電位の近道だと思ってください．これが存在することによって，活動電位は本来の流れよりも少しだけ早く心室に伝わります．また，Kent束の興奮を示した波形を，**デルタ（Δ）波**といいます．では実際に，WPW症候群の波形を見て

みましょう.

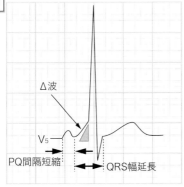

WPW症候群

Δ波

V₅

PQ間隔短縮

QRS幅延長

(池田隆德：『そうだったのか！絶対読める心電図』p.107，羊土社．2011より転載)

P波・QRS波・T波については一見すると大きな変化はないように見えますが，QRS波の起こり始めにΔ波とありますね．当然ながら，読み方はサンカク波じゃないですよ．Δはギリシャ文字でデルタ．なのでこれがデルタ波です．一見，普通に見える波形にデルタ波が加わるとどうなるでしょうか．図形を見てみると，デルタ波がP波のすぐ後から起こることにより，結果としてQRS波の幅が広くなっています．まず，QRS波が広くなる理屈，わかりましたか？　心室性期外収縮や脚ブロックとは，違う機序ですよね．

ここまでわかれば，あとは簡単．デルタ波の分だけQRS波の幅が広がるということは，PQ間隔も必然的に狭くなってしまうわけです．ということでKent束に流れるデルタ波によって，QRS波の延長とPQ間隔の短縮が起こる理由はわかりましたでしょうか．

振り返り

今日は心電図の話をしました．では最後に，今日の講義の総復習をしましょうね．まずは心電図を見るポイントです.

①基線は正常かどうか

②R-R 間隔は規則性か不規則性か

③QRS 波の幅は狭いか広いか

④QRS 波の有無

⑤P 波の有無

⑥PQ 間隔は正常か

今日勉強した不整脈，これらの項目が必ず関係していましたよね．じゃあ逆に，基線が正常ではない不整脈は？ 代表例は心房細動でしたね．ちなみに心房細動や心房粗動では，R-R 間隔も不規則性になっていました．あと他に R-R 間隔が不規則な不整脈，思いつきますか？ 3 度房室ブロックも不規則性の代表例でした．3 度房室ブロックは「完全にブロック」だから，P 波と QRS 波がバラバラに起こっているんでしたよね．ちなみに 2 度房室ブロックも，部分的には R-R 間隔が不規則だと言えますね．

あと今日の不整脈の中でも，特に難しいのが心房性期外収縮．国家試験では上室性期外収縮と出題されることもありますね．正常なリズムから外れて P 波が起こる．そしてそれに続いて，QRS 波と T 波が起こるんでしたね．刺激伝導系は縦社会．今日，必ず覚えてもらいたいワードの 1 つです．

QRS 波が延長する疾患は？ これは絶対に覚えてね．心室性期外収縮，脚ブロック，WPW 症候群の 3 つでした．3 つとも延長する機序は違いましたよね．そこもちゃんと理解しましょう．

あと QRS の有無についてはどうでしょうか．なくなってしまう例としては 2 度房室ブロック．逆に増えてしまう例としては心室性期外収縮でしょうか．

あと P 波が消失するのは，心房細動や心房粗動．f 波や F 波も忘れないようにね．PQ 間隔については延長は 1・2 度房室ブロック，短縮は WPW 症候群などが思いつけば上々ですね．

ご挨拶

というところで，Stay's Anatomy の最終回[1]，心電図をこのくらいにしたいかなと思います．過去 10 回．神経編を 2 回，脳画像編，消化器編，循環器編，呼吸器編，上肢編，下肢編，脊柱編，そして今日の心電図編．計 10 回 Stay's Anatomy を開催させていただきました．開催後半から知ったので前半も見たかったですという声も多々いただいて，ほんとありがたいなと思います．やっと政府の方針としても外出自粛期間は解除されたので，ここで一区切りというかたちにしたいと思います．

けれども，今後の社会情勢次第でですね，**また開催するかもしれません**．たまに開催してもいいかなとも考えていたりします．LINE の Open Chat にも本当に多数の方々に登録いただき感謝しています．再開するときにはまた LINE の方で告知いたしますので，もしよろしかったら．あまり広告やほかの告知は流しませんから，ぜひそのまま放置してもらえるとありがたいです．もちろん毎週やるような社会がまた来ないことをただ願うばかりです．再開するときには 1 ～ 2 週間前には告知をしようと思っています，とりあえず今日で一区切りさせていただきます，みなさん Stay's Anatomy にこれまでお付き合いいただいて，ありがとうございました．またどこかで，対面でお会いできれば幸いです．お疲れ様でした．

＜第 4 講終了＞

---

[1] この回は 5 月 31 日に開催された．緊急事態宣言は 5 月 14 日に区域変更され，25 日に首都圏を含む全国で解除された．

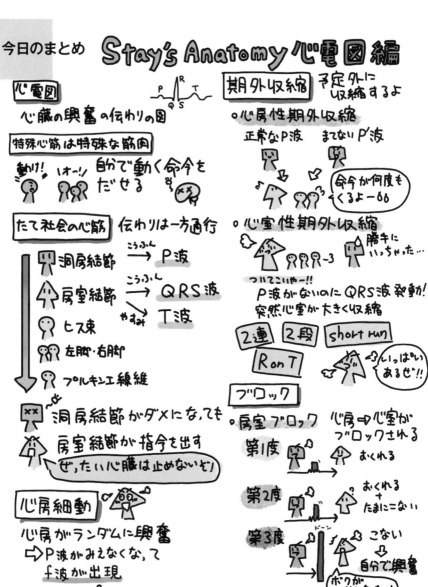

今日のまとめ Stay's Anatomy 心電図編

心電図
心臓の興奮の伝わりの図

特殊心筋は特殊な筋肉
動け！ イオー!! 自分で動く命令をだせる

たて社会の心筋　伝わりは一方通行
- 洞房結節 → P波
- 房室結節 → QRS波
- ヒス束 → T波
- 左脚・右脚
- プルキンエ線維

洞房結節がダメになっても
房室結節が指令を出す
ぜったい心臓は止めないぞ！

心房細動
心房がランダムに興奮
⇨ P波がみえなくなって f波が出現
&
R・R間隔：不規則

f波が大きくなってF波になると心房粗動っていうよ

期外収縮　予定外に収縮するよ
○ 心房性期外収縮
　正常なP波　まてないP波
　命令が何度もくるよ〜66

○ 心室性期外収縮
　勝手にいっちゃった…
　ついてこいゆ〜!!
　P波がないのにQRS波発動！
　突然心室が大きく収縮

2連　2段　short run
R on T　ジ〜3んっぱいあるぜ!!

ブロック
○ 房室ブロック　心房⇒心室がブロックされる
第1度　おくれる
第2度　おくれる＋たまにこない
第3度　こない
　自分で興奮
　ボクがやらなきゃ！

○ 脚ブロック
　一方の脚がブロックされる
　⇨ 反対側がフォローするけど QRS波が長くなる
　ジロ〜　ボクの興奮を使って!!

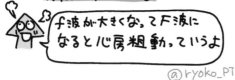

@ryoko_PT

おわりに

　Stay's Anatomyの書籍化第1弾，神経・循環器編はいかがでしたでしょうか．神経の構造や脳画像，心電図などを楽しく学ぶことができたのであれば，筆者として大変光栄です．

　私は基礎医学の学習を，Stay's Anatomyだけで完結して欲しいとは思っていません．あいまいだった知識を「正しく・楽しく・わかりやすい講義」を通じて理解し，次のステージへと進んでいただきたいのです．現在，年度末に向けてStay's Anatomy臓器編と運動器編の出版準備を進めています．是非，また「正しく・楽しく・わかりやすい講義」を通じ，基礎医学の見識を高めてください．末筆ではございますが皆様が基礎医学の見識を身に付けた現職者となり，対面でお会いできる日が来ることを心から願っています．

町田志樹

おまけ

◆ <u>オンライン講座インフォメーション</u>　～Stay's Anatomy の概要～

開催日	テーマ	使用テキスト*	LINE OpenChat 登録者数
4/5（日）	神経編	A	0 名 （zoom にて開催）
4/12（日）	循環器編	A	358 名 （zoom にて開催）
4/19（日）	神経編	A	1,250 名
4/26（日）	上肢の運動器 （骨格筋）	B	2,459 名
4/29（水）	脳画像編	A	3,226 名
5/3（日）	下肢の運動器 （骨格筋）	B	3,788 名
5/10（日）	呼吸器編	A	4,328 名
5/17（日）	脊柱編	A	4,758 名
5/24（日）	消化器編	A	4,820 名
5/31（日）**	心電図編	C	4,853 名

* 講義テキストの記号は
　　A＝「PT・OT ビジュアルテキスト専門基礎　解剖学」（羊土社, 2018）
　　B＝「町田志樹の聴いて覚える起始停止」（三輪書店, 2019）
　　C＝「そうだったのか！絶対読める心電図」（池田隆徳／著, 羊土社, 2011）

** 5 月 31 日で終了としたが，7 月 5 日より活動再開.
　　現在では毎月第 1 日曜日の 10 時半より開講中. 詳細は右 QR コードより.
　　「Stay's Anatomy ～週末オンライン無料解剖学講義～」

◆ 購入特典　～もっと学びたいアナタに～

書籍をご購入いただいたみなさま限定で，本書の下敷きとなった
「Stay's Anatomy ～週末オンライン無料解剖学講義～」の一部
コンテンツの視聴サービスを提供いたします．

耳や目もフル活用して，あるいは当時の追体験を通して，より深い
学習につなげてください．

動画の閲覧は，お手持ちのパソコンやモバイル端末から，下記の
手順でアクセスください．

1 **羊土社ホームページ** にアクセス（下記URL入力または「羊土社」で検索）

www.yodosha.co.jp/

2 **[書籍・雑誌特典のページ]** に移動
羊土社ホームページのトップページに入り口がございます

3 **特典・付録利用コード** 欄に下記コードをご入力ください

コード：　**euz** - **xuoj** - **dhhl**　　※すべて
半角アルファベット小文字

4 **本書特典ページへのリンクが表示されます**
※ 羊土社会員の登録が必要です．
※ 2回目以降のご利用の際はコード入力が不要です．
※ 羊土社会員の詳細につきましては，羊土社HPをご覧ください．

※特典は予告なく，変更，休止または中止することがございます．本サービスの提供情報は羊土社HPをご参照ください．

索　引

著者プロフィール

町田志樹

了德寺大学健康科学部理学療法学科・医学教育センター. 博士（医学）, 認定理学療法士（学校教育）

新潟リハビリテーション専門学校（現　新潟リハビリテーション大学）卒業. 2010年より順天堂大学 大学院医学研究科 解剖学・生体構造科学講座 研究生として解剖学を研究し, 2015年に同大学博士課程を修了し博士（医学）を取得（入学資格審査合格のため, 修士課程免除）.

解剖学の知識と医療系養成校の教員としての経験を活かし, コメディカルにむけた解剖学の再学習・再構築をコンセプトにした講習会「いまさら聞けない解剖学」と解剖学オンライン講義「Stay's Anatomy」を主催している. 著書に「PT・OTビジュアルテキスト専門基礎　解剖学」（羊土社 2018）,「町田志樹の聴いて覚える起始停止」（三輪書店 2019）など. 2020年11月には「町田志樹の聴いて覚える解剖学中枢・末梢神経」（三輪書店）を出版予定.

【注意事項】本書の情報について

　本書に記載されている内容は, 発行時点における最新の情報に基づき, 正確を期するよう, 執筆者, 監修・編者ならびに出版社はそれぞれ最善の努力を払っております. しかし科学・医学・医療の進歩により, 定義や概念, 技術の操作方法や診療の方針が変更となり, 本書をご使用になる時点においては記載された内容が正確かつ完全ではなくなる場合がございます. また, 本書に記載されている企業名や商品名, URL等の情報が予告なく変更される場合もございますのでご了承ください.

Stay's Anatomy 神経・循環器編
しんけい　じゅんかん き へん
99%が理解できた解剖学オンライン講義
り かい　　　　　　　　　　かい ぼう がく　　　　　　　こう ぎ

2020年11月1日　第1刷発行	著　者	町田志樹 まちだしき
	発行人	一戸裕子
	発行所	株式会社 羊 土 社
		〒101-0052
		東京都千代田区神田小川町2-5-1
		TEL　　03 (5282) 1211
		FAX　　03 (5282) 1212
		E-mail　eigyo@yodosha.co.jp
ⓒ YODOSHA CO., LTD. 2020		URL　　www.yodosha.co.jp/
Printed in Japan	装　幀	山口秀昭（Studio Flavor）
ISBN978-4-7581-0250-6	印刷所	日経印刷株式会社

第2弾, 第3弾の書籍化進行中!!

Stay's Anatomy 臓器編
99%が理解できたオンライン講義

＜コンテンツ＞
・消化器　・呼吸器　・泌尿器　・内分泌　etc...（内容は変更となる場合があります）

町田志樹／著　■定価（本体 2,700円＋税）　■A5判　■約240頁　■ISBN 978-4-7581-0251-3

Stay's Anatomy 運動器編
99%が理解できたオンライン講義

＜コンテンツ＞
・上肢　・下肢　・脊柱　etc...（内容は変更となる場合があります）

町田志樹／著　■定価（本体 2,700円＋税）　■A5判　■約160頁　■ISBN 978-4-7581-0252-0

Coming Soon...

公式テキストのご案内

Book Information

PT・OTビジュアルテキスト専門基礎
解剖学

監修／坂井建雄（順天堂大学医学部解剖学・生体構造科学講座）
著／町田志樹（臨床福祉専門学校理学療法学科）

好評発売中

※所属は執筆当時

□定価（本体 5,600円＋税）　□フルカラー　□399 頁　□ISBN 978-4-7581-0234-6

- 解剖学のセミナー実績多数，解剖経験も豊富な理学療法士による渾身の書き下ろし！
- 運動器から器官系まで，セラピスト目線で解剖学の基本をわかりやすく解説．近年注目の筋膜についてもしっかり記載！
- PT・OTをめざす学生の最初の教科書としてはもちろん，解剖学の基礎を学び直したいセラピストにもオススメ！

いまさら読めない？　解剖学の新テキストが登場!!

PT・OT ビジュアルテキスト 専門基礎
解剖学
第1版

PHYSICAL THERAPY OCCUPATIONAL THERAPY VISUAL TEXT

発行 羊土社 YODOSHA
〒101-0052　東京都千代田区神田小川町2-5-1
TEL 03(5282)1211　FAX 03(5282)1212
E-mail：eigyo@yodosha.co.jp　URL：www.yodosha.co.jp/

 セラピスト向けの
Facebook ページはじめました！

羊土社リハビリテーション　Facebook 🔍

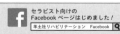

ご注文は最寄りの書店，または小社営業部まで